新编妇产科与儿科疾病诊疗指南

黄艳华　安红霞　施　艳　李　晶　主编
夏春兰　高伟佳　李丽丽

汕头大学出版社

图书在版编目（CIP）数据

新编妇产科与儿科疾病诊疗指南 / 黄艳华等主编．

汕头：汕头大学出版社，2024. 6. -- ISBN 978-7-5658-5318-0

Ⅰ．R71-62；R72-62

中国国家版本馆 CIP 数据核字第 2024P87C15 号

新编妇产科与儿科疾病诊疗指南
XINBIAN FUCHANKE YU ERKE JIBING ZHENLIAO ZHINAN

主　　编：黄艳华　安红霞　施　艳　李　晶　夏春兰　高伟佳　李丽丽
责任编辑：郑舜钦
责任技编：黄东生
封面设计：皓　月
出版发行：汕头大学出版社
　　　　　广东省汕头市大学路 243 号汕头大学校园内　邮政编码：515063
电　　话：0754-82904613
印　　刷：河北朗祥印刷有限公司
开　　本：710mm×1000mm　1/16
印　　张：10.75
字　　数：200 千字
版　　次：2024 年 6 月第 1 版
印　　次：2025 年 1 月第 1 次印刷
定　　价：108.00 元
ISBN 978-7-5658-5318-0

《新编妇产科与儿科疾病诊疗指南》

编委会

主　编

黄艳华　济宁市第三人民医院（兖州区人民医院）

安红霞　山东省公共卫生临床中心

施　艳　江苏省盐城市建湖县人民医院

李　晶　济宁市任城区妇幼保健院

夏春兰　自贡市妇幼保健院

高伟佳　北京航天总医院

李丽丽　德州市妇女儿童医院

副主编

周　敏　金乡县东城卫生服务中心

朱晓英　宜宾市第一人民医院

前 言 >>>>>

随着医学科学技术的发展，现代医疗设备的广泛应用，妇产科常见疾病的临床诊断、鉴别诊断及治疗水平有了很大的提高。妇产科疾病是女性常见病、多发病，严重威胁妇女的身心健康。但由于许多女性对妇产科疾病缺乏应有的认识，也缺乏对身体的保健意识，加之受各种不良生活习惯等因素的影响，导致一些妇科疾病缠身，久治不愈。近年来，妇女健康与妇产科疾病的防治问题引起了社会广泛的重视，保护妇女健康、防治妇产科疾病已成为医学上重大的攻坚任务。

儿科学是一门研究自胎儿至青少年时期生长发育、身心健康和疾病预防的医学科学。儿科作为一个特殊的科室，面对的是不能表达或不能正确表达自己的不适或难以顺利进行体检的患儿，更要面对潜在高危因素的突发情况，这就要求儿科医护人员根据自己的专业知识，及时准确地做出诊断，快速处理并给予恰当的治疗方法。

本书是一本关于妇产科与儿科疾病诊疗方面的书籍。全书前半部分首先对妇产科的疾病诊疗进行了介绍，内容包括妇产科检查、妇科炎症与肿瘤诊疗、妊娠疾病诊疗等；随后对儿科疾病的诊疗进行了梳理和分析，分别从循环系统、神经系统、消化系统等方向依次对常见的儿科疾病诊疗手段做了分析。本书论述严谨，结构合理，条理清晰，内容丰富，其不仅能够为妇产科疾病诊疗学提供一定的理论知识，同时能为当前儿科疾病诊疗相关理论的深入研究提供借鉴。

由于能力有限，本书在写作过程中可能存在疏漏及不足之处，敬请广大读者不吝赐教，以期在后期修订中不断改进。

目 录 >>>>>

第一章　妇产科诊疗基础

第一节　女性生殖器官发育

女性生殖器官包括内、外生殖器官。内生殖器官位于骨盆内，骨盆的结构及形态与分娩密切相关；骨盆底组织承托内生殖器官，协助保持其正常位置。内生殖器官与盆腔内其他器官相邻，而且血管、淋巴及神经也有密切联系。盆腔内某一器官病变可累及邻近器官。三者关系密切，相互影响。

一、内生殖器官

女性内生殖器包括阴道、子宫、输卵管及卵巢，后二者合称为子宫附件。

（一）阴道

阴道为性交器官、月经血排出及胎儿娩出的通道。阴道是位于真骨盆下部中央，呈上宽下窄的管道，前壁长 7 ~ 9cm，与膀胱和尿道相邻，后壁长 10 ~ 12cm，与直肠贴近。上端包绕宫颈，下端开口于阴道前庭后部。环绕宫颈周围的部分称阴道穹隆。按其位置分为前、后、左、右 4 部分，其中后穹隆最深，与直肠子宫陷凹紧密相邻，为盆腹腔最低部位，临床上可经此处穿刺或引流。

阴道表面有纵行的皱褶柱及与之垂直的横嵴，使阴道壁有较大的伸缩性。阴道壁由弹力纤维、肌层和黏膜组成。阴道黏膜为复层鳞状上皮，无腺体；阴道上端 1/3 处黏膜受性激素影响而有周期性变化。幼女或绝经后阴道黏膜变薄，皱褶少，伸缩性弱，局部抵抗力差，容易受感染。阴道肌层由外纵与内环形的两层平滑肌构成，肌层外覆纤维组织膜，其弹力纤维成分多于平滑肌纤维。阴道壁富于静脉丛，受创伤后易出血或形成血肿。

（二）子宫

子宫形似倒梨形，为空腔器官，是胚胎生长发育的场所。子宫长 7 ~ 8cm，宽 4 ~ 5cm，厚 2 ~ 3cm；宫腔容量约 5mL。子宫分为宫体及宫颈两部分。子宫体顶部称宫底部，宫底两侧为宫角，与输卵管相通。宫体与宫颈相连部较狭小，称子宫峡部，在非孕期长约 1cm。宫体与宫颈之比，婴儿期为 1：2，成年期为 2：1。

1. 子宫解剖组织学

子宫可分为宫体和宫颈，两者组织结构不同。

（1）宫体

由浆膜层、肌层与子宫内膜层构成。①浆膜层：为覆盖宫体的盆腔腹膜，与肌层紧连不能分离。在子宫峡部处，两者结合较松弛，腹膜向前反折覆盖膀胱底部，形成膀胱子宫陷凹，反折处腹膜称膀胱子宫反折腹膜。在子宫后面，宫体浆膜层向下延伸，覆盖宫颈后方及阴道后穹隆再折向直肠，形成直肠子宫陷凹（亦称道格拉斯陷凹）。②肌层：由大量平滑肌组织、少量弹力纤维与胶原纤维组成，非孕期厚约 0.8cm。子宫体肌层可分 3 层：A. 外层。肌纤维纵行排列，较薄，是子宫收缩的起始点；B. 中层。占肌层大部分，呈交叉排列，在血管周围形成"8"字形围绕血管；C. 内层。肌纤维环形排列，其痉挛性收缩可导致子宫收缩环形成。宫体肌层内有血管穿行，肌纤维收缩可压迫血管，能有效地制止血管出血。③子宫内膜层：子宫内膜与肌层直接相贴，其间没有内膜下层组织。内膜可分 3 层：致密层、海绵层及基底层。致密层与海绵层对性激素敏感，在卵巢激素影响下发生周期性变化，又称功能层。基底层紧贴肌层，对卵巢激素不敏感，无周期性变化。

（2）宫颈

宫颈上端与子宫峡部相连，因解剖上狭窄，又称解剖学内口。在其稍下方处，宫腔内膜开始转变为宫颈黏膜，称组织学内口。宫颈腔呈梭形，称子宫颈管，未生育女性宫颈管长为 2.5 ~ 3cm。宫颈管内的黏膜呈纵行皱襞。颈管下端为宫颈外口，未产妇的宫颈外口呈圆形；已产妇因分娩影响，宫颈外口可见大小不等的横裂，分为前唇及后唇。宫颈下端伸入阴道内的部分称宫颈阴道部，阴道以上的部分称宫颈阴道上部。

宫颈主要由结缔组织构成，含少量弹力纤维及平滑肌。宫颈管黏膜为单层高柱状上皮，黏膜层腺体可分泌碱性黏液，形成宫颈管内黏液栓，堵于宫颈外口。宫颈黏膜受卵巢激素影响发生周期性变化。宫颈阴道部被覆复层鳞状上皮。宫颈外口柱状上皮与鳞状上皮交界处是宫颈癌及其癌前病变的好发部位。

2. 子宫韧带

主要由结缔组织增厚而成，有的含平滑肌，具有维持子宫位置的功能。子宫韧带共有 4 对。

（1）阔韧带

为子宫两侧翼形腹膜皱褶。起自子宫侧浆膜层，止于两侧盆壁；上缘游离，下端与盆底腹膜相连。阔韧带由前后两叶腹膜及其间的结缔组织构成，疏松，易分离。阔韧带上缘腹膜向上延伸，内 2/3 包绕部分输卵管，形成输卵管系膜；外 1/3 包绕卵巢血管，形成骨盆漏斗韧带，又称卵巢悬韧带。阔韧带内有丰富的血管、神经及淋巴管，统称为子宫旁组织，阔韧带下部还含有子宫动静脉、其他韧带及输尿管。

（2）圆韧带

为圆形条状韧带，长 12 ~ 14cm。起自双侧子宫角的前面，穿行于阔韧带与腹股沟内，止于大阴唇前端。圆韧带由结缔组织与平滑肌组成，其肌纤维与子宫肌纤维连接，可使子宫底维持在前倾位置。

（3）主韧带

位于阔韧带下部，横行于宫颈阴道上部与子宫体下部侧缘达盆壁之间，又称宫颈横韧带。由结缔组织及少量肌纤维组成，与宫颈紧密相连，起固定宫颈的作用。子宫血管与输尿管下段穿越此韧带。

（4）宫骶韧带

从宫颈后面上部两侧起（相当于子宫峡部水平），绕过直肠而终于第 2 ~ 3 骶椎前面的筋膜内，由结缔组织及平滑肌纤维组织组成，外有腹膜遮盖。短厚坚韧，牵引宫颈向后、向上，维持子宫于前倾位置。

由于上述 4 对子宫韧带的牵拉与盆底组织的支托作用，使子宫维持在轻度前倾前屈位。

（三）输卵管

输卵管为卵子与精子结合场所及运送受精卵的管道。

1. 形态

为自两侧子宫角向外伸展的管道，长 8 ~ 14cm。输卵管内侧与宫角相连，走行于输卵管系膜上端，外侧 1 ~ 1.5cm（伞部）游离。根据形态不同，输卵管分为 4 部分：①间质部：潜行于子宫壁内的部分，短而腔窄，长约 1cm。②峡部：紧接间质部外侧，长 2 ~ 3cm，管腔直径约 2mm。③壶腹部：峡部外侧，长 5 ~ 8cm，管腔直径 6 ~ 8mm。④伞部：输卵管的最外侧端，游离，开口于腹腔，管口为许多须状组织，呈伞状，故名伞部。伞部长短不一，常为 1 ~ 1.5cm，有"拾卵"作用。

2. 解剖组织学

由浆膜层、肌层及黏膜层组成。

①浆膜层：即阔韧带上缘腹膜延伸包绕输卵管而成。

②肌层：为平滑肌，分外、中及内 3 层。外层纵行排列；中层环行排列，与环绕输卵管的血管平行；内层又称固有层，从间质部向外伸展 1cm 后，内层便呈螺旋状。肌层有节奏地收缩可引起输卵管由远端向近端的蠕动。

③黏膜层：由单层高柱状上皮组成。黏膜上皮可分纤毛细胞、无纤毛细胞、楔状细胞及未分化细胞。4 种细胞分别具有不同的功能：纤毛细胞的纤毛摆动有助于输送卵子；无纤毛细胞可分泌对碘酸—雪夫反应（PAS）阳性的物质（糖原或中性黏多糖），又称分泌细胞；楔形细胞可能为无纤毛细胞的前身；未分化细胞又称游走细胞，为上皮的储备细胞。

输卵管肌肉的收缩和黏膜上皮细胞的形态、分泌及纤毛摆动均受卵巢激素影响，有周期性变化。

（四）卵巢

卵巢是产生与排出卵子，并分泌甾体激素的性器官。

1. 形态

呈扁椭圆形，位于输卵管的后下方。以卵巢系膜连接于阔韧带后叶的部位称卵巢门，卵巢血管与神经由此出入卵巢。卵巢的内侧（子宫端）以卵巢固有韧带与子宫相连，外侧（盆壁端）以卵巢悬韧带（骨盆漏斗韧带）与盆壁相连。青春期以前，卵巢表面光滑；青春期开始排卵后，表面逐渐凹凸不平，呈灰白色。体积随年龄不同而变异较大，生殖年龄妇女卵巢约 4cm×3cm×1cm 大小，重 5 ~ 6g，绝经后卵巢逐渐萎缩，变小、变硬。

2. 解剖组织学

卵巢的表面无腹膜覆盖。卵巢表层为单层立方上皮，即生发上皮，其下为一层纤维组织，称卵巢白膜。白膜下的卵巢组织，分皮质与髓质两部分：外层为皮质，其中含有数以万计的始基卵泡和发育程度不同的囊状卵泡，年龄越大，卵泡数越少，皮质层也变薄；髓质是卵巢的中心部，无卵泡，与卵巢门相连，含有疏松的结缔组织与丰富的血管与神经，并有少量平滑肌纤维与卵巢韧带相连接。

二、外生殖器官

女性外生殖器是指生殖器官外露的部分，又称外阴，位于两股内侧间，前为耻骨联合，后为会阴。

（一）阴阜

阴阜指耻骨联合前面隆起的脂肪垫。青春期发育时，其上的皮肤开始生长卷曲的阴毛，呈尖端向下三角形分布，底部两侧阴毛向下延伸至大阴唇外侧面。阴毛的疏密与色泽因个体和种族不同而异。阴毛为第二性征之一。

（二）大阴唇

大阴唇是自阴阜向下、向后止于会阴的一对隆起的皮肤皱襞。外侧面为皮肤，皮层内有皮脂腺和汗腺，多数妇女的大阴唇皮肤有色素沉着；内侧面湿润似黏膜。大阴唇皮下组织松弛，脂肪中有丰富的静脉、神经及淋巴管，若受外伤，容易形成血肿，疼痛较甚。

（三）小阴唇

小阴唇为位于大阴唇内侧的一对薄皱襞。小阴唇大小、形状因人而异。有的小阴唇被大阴唇遮盖，有的则可伸展至大阴唇外。两侧小阴唇前端互相融合，再分为两叶包绕阴蒂，前叶形成阴蒂包皮，后叶与对侧结合形成阴蒂系带。两侧小阴唇后方则与大阴唇后端相结合，在正中线形成阴唇系带。小阴唇表面湿润、微红，为复层鳞状上皮，无阴毛，富含皮脂腺，极少汗腺。神经末梢丰富，故非常敏感。

（四）阴蒂

位于两侧小阴唇顶端下，为与男性阴茎相似的海绵样组织，具有勃起性。分阴蒂头、阴蒂体及两个阴蒂脚三部分。阴蒂头显露于外阴，直径 6 ~ 8mm，神经末梢丰富，极敏感。两阴蒂脚各附于两侧耻骨支。

（五）阴道前庭

为两侧小阴唇之间的菱形区域，前为阴蒂，后方以阴唇系带为界。前庭区域内有尿道口、阴道口。阴道口与阴唇系带之间一浅窝称舟状窝（又称阴道前庭窝），经产妇受分娩影响，此窝消失。

1. 尿道口

位于阴蒂下方。尿道口为圆形，但其边缘折叠而合拢。两侧后方有尿道旁腺，开口极小，为细菌潜伏处。

2. 前庭大腺

又称巴多林腺。位于大阴唇后部，被球海绵体肌覆盖，如黄豆大小，左右各一，腺管细长（1～2cm），开口于前庭后方小阴唇与处女膜之间的沟内。在性刺激下，腺体分泌黏液样分泌物，起润滑作用。正常情况下不能触及此腺。若腺管口闭塞，可形成囊肿或脓肿。

3. 前庭球

又称球海绵体，位于前唇两侧，由具有勃起性的静脉丛组成，表面覆有球海绵体肌。

4. 阴道口和处女膜

位于前庭的后半部。覆盖阴道口的一层有孔薄膜，称处女膜，其孔呈圆形或新月形，较小，可通指尖，少数膜孔极小或呈筛状，或有中隔、伞状，后者易被误认为处女膜已破。极少数处女膜组织坚韧，需手术切开。初次性交可使处女膜破裂，受分娩影响产后仅留有处女膜痕。

三、性未分化阶段（胚胎6～7周前）

女性生殖器官的发育分两个阶段：性未分化阶段与分化阶段。性未分化阶段男女胚胎具有相同原始的性腺、内生殖器与外生殖器。

（一）原始性腺形成

胚胎卵黄囊处的原始生殖细胞沿后肠肠系膜迁移到相当于第10胸椎水平处的体腔背部的间质中。到达此区域的原始生殖细胞开始诱导中肾和体腔上皮邻近的间胚叶细胞增殖，形成一对生殖嵴。生殖嵴表面覆盖一层柱状体腔上皮，称为生发上皮。胚胎第6周时，生发上皮内陷并增生成条索状垂直伸入生殖嵴的间胚叶组织中，形成性索。部分性索细胞包围着每个原始生殖细胞。

（二）内生殖器始基形成

略晚于原始性腺。约在胚胎第6周时，起源于原肾的中肾。中肾管逐渐下行，并开口于原始泄殖腔。此时，在中肾管外侧，体腔上皮向外壁中胚叶凹陷成沟，形成副中肾管。副中肾管头部开口于体腔，尾端下行并向内跨过中肾管，双侧副中肾管在中线融合。此时胚胎同时含有中肾管和副中肾管两种内生殖器官始基。

（三）雏形外生殖器形成

约在胚胎第5周，原始泄殖腔两侧组织成褶，并在中线上部融合，形成生殖结节。尿直肠隔将原始泄殖腔褶分隔成前后两部分：前方为尿生殖褶，后方为肛门褶。尿生殖褶两侧再生一对隆起，称阴唇—阴囊隆突。

四、性分化阶段

直到胚胎第12周，临床上才可以明显区分性别。性分化取决于睾丸决定因子和雄激素。

（一）性腺分化

胚胎6周后，原始性腺开始分化。Y染色体短臂IAIA区有一个Y基因性决定区（SRY）。SRY编码的一种蛋白质（可能是睾丸决定因子，TDF）通过其相应的受体，一方面导致性腺皮质退化，另一方面促使性索细胞转化为曲细精管的支持细胞；同时使间胚叶细胞演变为间质细胞。此时，睾丸形成。

若胚胎细胞不含Y染色体，约在胚胎第12周，原始性腺发育。原始生殖细胞分化成初级卵母细胞，源自体腔上皮的性索皮质的扁平细胞发展为颗粒细胞，与源自间质的卵泡膜细胞围绕卵母细胞，构成原始卵泡，卵巢形成。此后，卵巢沿生殖嵴逐渐下降，到达盆腔内的特定位置。

（二）内生殖器衍变

约在胚胎第8周，衍化为睾丸的支持细胞分泌一种糖蛋白，称为副中肾管抑制因子（MIF），可使副中肾管退化。同时作为一种信号，MIF启动睾丸间质细胞分泌睾酮。睾酮作用于中肾管，使其分化成输精管、附睾、射精管以及精囊。

若无MIF，副中肾管不退化。约在胚胎第9周，双侧副中肾管上段形成输卵管；下段融合，其间的纵行间隔消失，形成子宫阴道管，并衬以柱状上皮。与泌尿生殖窦相连部位的子宫阴道管腔内充满上皮细胞，其部分来自泌尿生殖窦。混合的上皮细胞团凸入泌尿生殖窦，称为副中肾管结节。泌尿生殖窦上端细胞增生，形成实质性的窦—阴道球，并进一步增殖形成阴道板。阴道板逐渐扩展，增大了子宫和泌尿生殖窦之间的距离。同时，阴道板将泌尿生殖窦分为两部分：上部形成膀胱与尿道；下部分化成真正的尿生殖窦和阴道前庭。自胚胎 11 周起，阴道板中心部分细胞退化，发生腔化，形成阴道。缺少 MIF，中肾管退化。约 1/4 的妇女留有中肾管的残痕，如发生在卵巢系膜的卵巢冠，卵巢旁冠以及子宫旁和阴道侧壁的中肾管囊肿。

（三）外生殖器发育

在内生殖器官分化的同时，睾丸间质细胞分泌的雄激素在雏形外阴细胞内 $5\alpha-$还原酶的作用下，转变为二氢睾酮，并与其相应受体结合，使生殖结节分化为阴茎，泌尿生殖褶融合、闭合；同时使阴唇—阴囊隆突发育成阴囊。

若无睾酮的作用，生殖结节逐步缓慢地增大，形成阴蒂，同时泌尿生殖褶形成小阴唇；阴唇—阴囊隆突发育成大阴唇。

第二节　女性生殖器官解剖

一、血管、淋巴及神经

女性生殖器官的血管与淋巴管相伴而行，各器官间静脉及淋巴管以丛、网状相吻合，故癌肿或感染易在器官间扩散。

（一）血管

女性内外生殖器官的血液供应主要来自卵巢动脉、子宫动脉、阴道动脉及阴部内动脉。静脉与同名动脉伴行，但数目比其动脉多，并在相应器官及其周围形成静脉丛，且互相吻合，所以盆腔感染易于蔓延扩散。以下介绍女性内外生殖器官的主要动脉血管。

1. 卵巢动脉

自腹主动脉分出（左侧可来自左肾动脉），沿腰大肌前下行至盆腔，跨越输尿管与髂总动脉下段，随骨盆漏斗韧带向内横行，再经卵巢系膜进入卵巢内。进入卵巢门前分出若干分支供应输卵管，其末梢在宫角旁侧与子宫动脉上行的卵巢支相吻合。

2. 子宫动脉

为髂内动脉前干分支，沿骨盆侧壁向下向前行，穿越阔韧带基底部、宫旁组织到达子宫外侧（距子宫峡部水平）约2cm处横跨输尿管至子宫侧缘。此后分为上、下两支：上支称宫体支，较粗，沿子宫侧迂曲上行，至宫角处又分为宫底支（分布于宫底部）、卵巢支（与卵巢动脉末梢吻合）及输卵管支（分布于输卵管）；下支称宫颈—阴道支，较细，分布于宫颈及阴道上段。

3. 阴道动脉

为髂内动脉前干分支，有许多小分支分布于阴道中、下段前后壁及膀胱顶、膀胱颈。阴道动脉与宫颈—阴道支和阴部内动脉分支相吻合，因此，阴道上段由子宫动脉的宫颈—阴道支供血，而中段由阴道动脉供血，下段主要由阴部内动脉和痔中动脉供血。

4. 阴部内动脉

为髂内动脉前干终支，经坐骨大孔的梨状肌下孔穿出骨盆腔，绕过坐骨棘背面，再经坐骨小孔到达会阴及肛门，后分4支：①痔下动脉：供应直肠下段及肛门部。②会阴动脉：分布于会阴浅部。③阴唇动脉：分布于大、小阴唇。④阴蒂动脉：分布于阴蒂及前庭球。

（二）淋巴

女性内外生殖器官和盆腔组织具有丰富的淋巴系统。淋巴结一般沿相应的血管排列，其数目、大小和位置均不恒定。

1. 卵巢淋巴回流

有3条通路：①经卵巢骨盆漏斗韧带入卵巢淋巴管，向上回流至腹主动脉旁淋巴结。②沿卵巢门淋巴管达髂内、髂外淋巴结，再经髂总淋巴结至腹主动脉旁淋巴结。③偶沿圆韧带入髂外及腹股沟淋巴结。

2. 子宫淋巴回流

有5条通路：①宫底部淋巴常沿阔韧带上部淋巴网、经骨盆漏斗韧带至卵巢、向上至腹主动脉旁淋巴结。②子宫前壁上部或沿圆韧带回流到腹股沟淋巴结。③子宫下段淋巴回流至宫旁、闭孔、髂内外及髂总淋巴结。④子宫后壁淋巴可沿宫骶韧带回流至直肠淋巴结。⑤子宫前壁淋巴也可回流至膀胱淋巴结。

3. 宫颈淋巴回流

宫颈淋巴主要沿宫旁、闭孔、髂内、髂外及髂总淋巴结，然后可回流至腹主动脉旁淋巴结和（或）骶前淋巴结。

4. 阴道淋巴回流

阴道上段淋巴回流基本与宫颈相同，下段淋巴回流与外阴相同。

5. 外阴淋巴回流

外阴淋巴回流至腹股沟浅淋巴结，然后可至腹股沟深淋巴结（股深淋巴结），汇入闭孔、髂内等淋巴结。

（三）神经

1. 外生殖器的神经支配

外阴部神经主要来自阴部神经。阴部神经由第Ⅱ、Ⅲ及Ⅳ骶神经的分支组成，含感觉和运动神经纤维。在坐骨结节内侧下方阴部神经分成3支：会阴神经、阴蒂背神经及肛门神经（又称痔下神经），分布于会阴、阴唇、阴蒂、肛门周围。

2. 内生殖器的神经支配

主要由交感神经与副交感神经所支配。交感神经纤维自腹主动脉前神经丛分出，下行入盆腔分为两部分：①骶前神经丛。大部分在宫颈旁形成骨盆神经丛，分布于宫体、宫颈、膀胱上部等。②卵巢神经丛。分布于卵巢和输卵管。骨盆神经丛来自第Ⅱ、Ⅲ、Ⅳ骶神经的副交感神经纤维，并含有向心传导的感觉神经纤维。子宫平滑肌有自主节律活动，完全切除其神经后仍有节律收缩，还能完成分娩活动，临床上可见低位截瘫的产妇仍能顺利自然分娩。

二、邻近器官

女性生殖器官与输尿管（盆腔段）、膀胱以及乙状结肠、阑尾、直肠在解剖上相邻。当女性生殖器官病变时，可影响相邻器官，增加诊断与治疗上的困难，反之亦然。女性生殖器官的起始与泌尿系统相同，故女性生殖器官发育异常时，也可能伴有泌尿系统的异常。

（一）尿道

尿道位于阴道上方，与阴道前壁相贴，长约4cm，直径约0.6cm。尿道开口于阴蒂下约 2.5cm 处。尿道壁由肌层、勃起组织层及黏膜层组成，其内括约肌为不随意肌，外括约肌为随意肌，与会阴深横肌紧密相连。由于女性尿道较直而短，又接近阴道，易引起泌尿系统感染。

（二）膀胱

膀胱位于子宫及阴道上部的前面。膀胱后壁与宫颈、阴道前壁相邻，其间仅含少量疏松结缔组织，正常情况下易分离。膀胱子宫陷凹腹膜前覆膀胱顶，后连子宫体浆膜层，故膀胱充盈与否，会影响子宫体的位置。

（三）输尿管

输尿管是肾盂与膀胱之间的一对索状管道。输尿管下行进入骨盆入口时与骨盆漏斗韧带相邻；在阔韧带基底部潜行至宫颈外侧约 2cm 处，潜于子宫动静脉下方（临床上喻之"桥下有水"）；又经阴道侧穹隆上方绕前进入膀胱壁。在施行附件切除或子宫动脉结扎时，要避免损伤输尿管。

（四）直肠

直肠自乙状结肠下部至肛门，全长 15 ~ 18cm，其前为子宫及阴道，后为骶骨。直肠上部有腹膜覆盖，至中部腹膜转向前方，覆盖子宫后面，形成子宫直肠陷凹，故直肠下部无腹膜。直肠下端为肛管，长 2 ~ 3cm，周围有肛门内、外括约肌，会阴体组织等。行妇科手术及分娩处理时均应注意避免损伤肛管、直肠。

（五）阑尾

阑尾通常位于右髂窝内，其根部连于盲肠的内侧壁，远端游离，长 7 ~ 9cm。阑尾的长短、粗细、位置变化颇大，有的阑尾下端可到达输卵管及卵巢处。妊娠期阑尾的位置亦可随子宫增大而逐渐向外上方移位。女性患阑尾炎时有可能累及输卵管及卵巢，应仔细鉴别诊断。

三、骨盆

骨盆为胎儿娩出的骨产道，骨盆的结构、形态及其组成骨间径与阴道分娩密切相关。骨盆形态或组成骨间径线异常可引起分娩异常。

（一）骨盆组成

1. 骨盆的骨骼

骨盆由骶骨、尾骨及左右两块髋骨组成，每块髋骨又由髂骨、坐骨及耻骨融合而成。骶骨形似三角，前面凹陷成骶窝，底的中部前缘凸出，形成骶岬（相当于髂总动脉分叉水平）。骶岬是妇科腹腔镜手术的重要标志之一及产科骨盆内测量对角径的重要据点。

2. 骨盆的关节

骶骨与髂骨之间以骶髂关节相连；骶骨与尾骨之间以骶尾关节相连；两耻骨之间有纤维软骨，形成耻骨联合。骶尾关节为略可活动的关节。分娩时，下降的胎头可使尾骨向后。若骨折或病变可使骶尾关节硬化，尾骨翘向前方，致使骨盆出口狭窄，影响分娩。

3. 骨盆的韧带

骨盆有两对重要的韧带：骶结节韧带与骶棘韧带。骶结节韧带为骶、尾骨与坐骨结节之间的韧带；骶棘韧带则为骶、尾骨与坐骨棘之间的韧带。骶棘韧带宽度即坐骨切迹宽度，是判断中骨盆是否狭窄的重要指标。妊娠期受性激素的影响，韧带较松弛，各关节的活动性亦稍有增加，有利于胎儿娩出。

（二）骨盆分界

以耻骨联合上缘、髂耻线及骶岬上缘的连线为界，将骨盆分为上下两部分：上方为假骨盆（又称大骨盆），下方为真骨盆（又称小骨盆）。假骨盆的前方为腹壁下部组织，两侧为髂骨翼，后方为第 5 腰椎。假骨盆与分娩无关，但其某些径线的长短关系到真骨盆的大小，测量假骨盆的径线可作为了解真骨盆情况的参考。真骨盆是胎儿娩出的骨产道，可分为 3 部分：骨盆入口、骨盆腔及骨盆出口。骨盆腔为一前壁短、后壁长的弯曲管道：前壁是耻骨联合，长约 4.2cm；后壁是骶骨与尾骨，骶骨弯曲的长度约 11.8cm；两侧为坐骨、坐骨棘及骶棘韧带。坐骨棘位于真骨盆腔中部，在产程中是判断胎先露下降程度的重要骨性标志。

（三）骨盆类型

根据骨盆形状分为 4 种类型。

1. 女型

骨盆入口呈横椭圆形，髂骨翼宽而浅，入口横径较前后径稍长，耻骨弓较宽，坐骨棘间径 ≥ 10cm。为女性正常骨盆，最适宜分娩。在我国妇女骨盆类型中占 52% ~ 58.9%。

2. 扁平型

骨盆入口呈扁椭圆形，前后径短而横径长。耻骨弓宽，骶骨失去正常弯度，变直后翘或深弧形，故骶骨短而骨盆浅。在我国妇女中较为常见，占23.2% ~ 29%。

3. 类人猿型

骨盆入口呈长椭圆形，骨盆入口、中骨盆和骨盆出口的横径均缩短，前后径稍长。坐骨切迹较宽，两侧壁稍内聚，坐骨棘较突出，耻骨弓较窄，但骶骨向后倾斜，故骨盆前部较窄而后部较宽。骶骨往往有6节且较直，故骨盆较其他类型深。在我国妇女中占14.2% ~ 18%。

4. 男型

骨盆入口略呈三角形，两侧壁内聚，坐骨棘突出，耻骨弓较窄，坐骨切迹窄呈高弓形，骶骨较直而前倾，致出口后矢状径较短。因男性骨盆呈漏斗型，往往造成难产。此型骨盆较少见，在我国妇女中仅占1% ~ 3.7%。

骨盆的形态、大小除种族差异外，还受遗传、营养与性激素的影响。上述4种基本类型只是理论上的归类，临床多见混合型骨盆。

四、骨盆底

骨盆底是封闭骨盆出口的软组织，由多层肌肉和筋膜组成。骨盆底组织承托并保持盆腔脏器（如内生殖器、膀胱及直肠等）位于正常位置。若盆底组织结构和功能缺陷，可导致盆腔脏器膨出、脱垂或引起分娩障碍；而分娩处理不当，亦可损伤骨盆底组织或影响其功能。

骨盆底前方为耻骨联合下缘，后方为尾骨尖，两侧为耻骨降支、坐骨升支及坐骨结节。两侧坐骨结节前缘的连线将骨盆底分为前、后两部：前部为尿生殖三角，又称尿生殖区，有尿道和阴道通过；后部为肛门三角，又称肛区，有肛管通过。

（一）骨盆底组织

由外层、中层及内层组织构成。

1. 外层

由会阴浅筋膜及其深面的3对肌肉与一括约肌组成。

①球海绵体肌：位于阴道两侧，覆盖前庭球及前庭大腺，向后与肛门外括约肌互相交叉而混合。此肌收缩时能紧缩阴道，又称阴道缩肌。

②坐骨海绵体肌：从坐骨结节内侧沿坐骨升支内侧与耻骨降支向上，最

终集合于阴蒂海绵体（阴蒂脚处）。

③会阴浅横肌：自两侧坐骨结节内侧面中线会合于中心腱。

④肛门外括约肌：为围绕肛门的环形肌束，前端会合于中心腱。

2. 中层

即泌尿生殖膈。由上、下两层坚韧筋膜及一薄层肌肉组成，覆盖于由耻骨弓与两坐骨结节所形成的骨盆出口前部三角形平面上，又称三角韧带。其上有尿道与阴道穿过。在两层筋膜间有一对由两侧坐骨结节至中心腱的会阴深横肌和位于尿道周围的尿道括约肌。

3. 内层

内层即盆膈。为骨盆底最里层且最坚韧的组织，由肛提肌及其上、下筋膜组成，有尿道、阴道及直肠贯通其中。

肛提肌起源于骨盆侧壁，纤维呈漏斗状，斜向内下方。在中线处左右肌纤维交会以封闭盆底，加强盆底的承托力。肛提肌收缩时可括约直肠与阴道，并可上提肛门。每侧肛提肌由前向后外由 3 部分组成：①耻尾肌：为肛提肌主要部分，位于最内侧，肌纤维从耻骨降支内面沿阴道、直肠向后，终止于尾骨，其中有小部分肌纤维终止于阴道和直肠周围，经产妇的此层组织易受损伤而导致膀胱、直肠膨出。②髂尾肌：为居中部分，从腱弓（即闭孔内肌表面筋膜的增厚部分）后部开始，向中间及向后走行，与耻尾肌会合，再经肛门两侧至尾骨。③坐尾肌：为靠外后方的肌束，自两侧坐骨棘至尾骨与骶骨。

（二）会阴

广义的会阴是指封闭骨盆出口的所有软组织。妇产科临床上，会阴是指阴道口与肛门之间的软组织，厚 3 ~ 4cm，由外向内逐渐变窄呈楔状，表面为皮肤及皮下脂肪，内层为会阴中心腱，又称会阴体。妊娠期会阴组织变软，有很大的伸展性；分娩时，其厚度可由非孕期的 3 ~ 4cm 变成薄膜状，有利于分娩的进行。分娩时要保护此区，以免造成会阴裂伤。

第三节　妇产科的常用检查

一、影像检查

（一）超声检查

妇产科常用的超声检查有 B 超、彩色多普勒超声检查和三维超声检查，途径有经腹及经阴道两种。

1. B 超

应用二维超声诊断仪，在荧光屏上以强弱不等的光点、光团、光带或光环，显示探头所在部位脏器或病灶的断面形态及其与周围器官的关系，并可作实时动态观察和照相。

（1）经腹部 B 超

选用弧阵探头和线阵探头，常用频率为 3.5MHz。检查前适度充盈膀胱，形成良好的"透声窗"，便于观察盆腔内脏器和病变。探测时患者取仰卧位，暴露下腹部，检查区皮肤涂耦合剂；检查者手持探头以均匀适度的压力滑行探测观察。根据需要做纵断、横断和斜断等多断层面扫查。

（2）经阴道 B 超

选用高频探头（5 ~ 7.5MHz），可获得高分辨率图像。检查前，探头需常规消毒，套上一次性使用的橡胶套（常用避孕套），套内外涂耦合剂。患者需排空膀胱，取膀胱截石位，将探头轻柔地放入患者阴道内，根据探头与监视器的方向标记，把握探头的扫描方向。经阴道 B 超，患者不必充盈膀胱，操作简单易行，无创无痛，尤其对急诊、肥胖患者或盆腔深部器官的观察，阴道超声效果更佳。而对超出盆腔的肿物，无法获得完整图像。无性生活史者不宜选用。

2. 彩色多普勒超声检查

彩色多普勒和频谱多普勒同属于脉冲波多普勒，它是一种面积显像技术。在同一面积内有很多的声束发射和被接收回来，利用靶识别技术经过计算机的编码，朝向探头编码为红色，背离探头编码为蓝色，构成一幅血流显像图；

而频谱多普勒的曲线纵向表示血流的方向,朝向探头的血流显示在基线之上,背离探头的血流曲线显示在基线之下。在妇产科领域中,用于评估血管收缩期和舒张期血流状态的常用 3 个指数为阻力指数(RI)、搏动指数(PI)和收缩期、舒张期比值(S/D)。彩色超声探头也包括腹部和阴道探头。患者受检前的准备以及体位与 B 超相同。

3. 三维超声诊断法

三维超声诊断法(3-DUI)可显示超声的立体图像。构成立体图像的方法有数种,目前应用的仪器多为在二维图像的基础上利用计算机进行三维重建。即用探头对脏器进行各种轴向的扫查,将二维图像加以存储然后由计算机合成立体图像,有静态三维超声和动态三维超声两种。静态三维影像以空间分辨力为主,动态三维影像以时间分辨力为主,目前尚未达到实时三维图像。三维超声诊断法对心脏、大血管等许多脏器在方位观察上有突出的优越性。

(二)X 线检查

X 线检查借助造影剂可了解子宫和输卵管的腔内形态,因此在诊断先天性子宫畸形和输卵管通畅程度上仍是首选。此外,X 线平片对骨性产道的各径线测定,骨盆入口的形态,骶骨的曲度,骶坐切迹的大小等方面的诊断可为临床判断有无自然分娩可能性提供重要参考。

1. 诊断先天性子宫畸形

(1)单角子宫

造影仅见一个宫腔呈梭形,只有一个子宫角和输卵管,偏于盆腔一侧。

(2)双子宫

造影见两个子宫,每个子宫有一个子宫角和输卵管相通。两个宫颈可共有一个阴道,或由纵隔将阴道分隔为二。

(3)双角子宫

造影见一个宫颈和一个阴道,两个宫腔。

(4)鞍形子宫

造影见子宫底凹陷,犹如鞍状。

(5)纵隔子宫

可分为全隔和半隔子宫。全隔子宫造影见宫腔形态呈两个梭形单角子宫,但位置很靠近;半隔子宫造影显示宫腔大部分被分隔为二,宫底部凹陷较深呈分叉状，宫体部仍为一个腔。

2．骨盆测量

（1）仰卧侧位片

可了解骨盆的前后径、中骨盆及盆腔的深度、骨盆的倾斜度、骶骨的高度和曲度及耻骨联合高度。

（2）前后位片

可观察中骨盆横径、耻骨弓横径、骨盆侧壁集合度。

（3）轴位片

可观察骨盆入口的形态、左右斜径及耻骨联合后角。

（4）耻骨弓片

可测量耻骨弓角度。

二、羊水检查

羊水检查是经羊膜腔穿刺取羊水进行羊水分析的一种诊断方法。早在 20 世纪 50 年代初已被用于母儿血型不合的检查，其后开始应用羊水细胞的性染色体检查判断胎儿性别，进而开展羊水细胞培养行染色体核型分析，此后还开展了羊水细胞培养进行酶的分析以及羊水各项生化测定等。总之，羊水是一个可以较直接反映胎儿各项功能的介质，随着各项检查技术的提高，羊水检查将为临床提供更多有关胎儿的信息。

（一）适应证

①宫内胎儿成熟度的判定，若高危妊娠需引产，在引产前需了解胎儿成熟度，以选择分娩的有利时机。

②超声波检查疑有神经管缺陷等胎儿畸形或母体血中甲胎蛋白异常高值者。

③母亲孕期有某些病原体感染，如风疹病毒、巨细胞病毒或弓形虫感染。

④细胞遗传学检查（染色体分析）及先天性代谢异常的产前诊断。适用于：夫妇任何一方有染色体异常分娩史者；易发生胎儿染色体异常的 35 岁以上的高龄孕妇；夫妇一方是某种基因病患者或曾生育过某一基因病患儿的孕妇；胎儿诊断怀疑先天性代谢异常者。

⑤疑为母儿血型不合的诊断。

（二）临床应用

1. 胎儿成熟度的检查

（1）胎儿肺成熟度的检查

①卵磷脂与鞘磷脂比值（L/S）测定：胎儿肺泡的Ⅱ型上皮细胞分泌的可使肺泡表面张力减低的表面活性物质，有助于预防新生儿呼吸窘迫综合征（RDS）的发生。肺泡表面活性物质的主要成分是磷脂，妊娠34周前卵磷脂与鞘磷脂含量相似，但于妊娠35周开始，卵磷脂迅速合成，至37周达高峰，羊水中卵磷脂的含量随之急剧增多，但鞘磷脂含量在全孕期无明显变化，导致羊水中L/S比值不断增高。测定L/S比值可了解胎儿肺成熟情况，可用以判断胎儿能否在体外生活的成熟度。若羊水中L/S比值≥2，提示胎儿肺已成熟；L/S比值<1.5，提示胎儿肺尚未成熟，新生儿呼吸窘迫综合征的发生率约为73%；当L/S比值在1.5~1.9临界值，新生儿约50%可能发生RDS。糖尿病孕妇的羊水中L/S比值达2时仍有较多新生儿发生RDS，L/S比值≥3时表示胎儿肺成熟。高危妊娠需提前终止妊娠者，应测定羊水中L/S比值。

②羊水振荡试验（泡沫试验）：此法简单快速，无须复杂设备仪器，基层医疗机构即可开展，是间接估量羊水中磷脂的一种方法。其原理是取羊水上清液，经强力振荡后，试管液面上出现的泡沫物为不饱和磷脂酰胆碱族物质，可被乙醇消除。本法用不同稀释度的羊水加入等量乙醇，消耗乙醇越多，表示羊水中的磷脂类物质含量越多。操作方法是取两支试管，每管中加入95%乙醇1mL。第一试管内放入羊水上清液1mL，第二试管内放入羊水上清液0.75mL和生理盐水0.25mL，经垂直强力振荡15~20s后，静置15min观察结果。若两试管液面均有完整泡沫环，为阳性，表示L/S≥2，提示胎儿肺成熟；若仅第一试管液面有完整泡沫环，为临界值，表示1.5<L/S<2；若两试管均无泡沫环，为阴性，表示L/S<1.49，提示胎儿肺未成熟。

③磷脂酰甘油（PG）的测定：PG占肺泡表面活性物质中总磷脂的10%，但它的出现极具特异性，阳性时不会发生RDS，但测定时可有假阳性结果。妊娠35周后出现，代表胎儿肺已成熟，以后PG水平继续增高至分娩。PG测定判断胎儿肺成熟度优于L/S比值法。糖尿病合并妊娠时，即使L/S值>2且未出现PG，胎儿肺部仍未成熟。

（2）胎儿肾成熟度的检查

羊水中所含肌酐来自胎儿尿液，故测定羊水肌酐含量可了解胎儿肾成熟情况。取羊水上清液，利用肌酐能与苦味酸反应出现红色，用分光光度计比色，测得肌酐值，其准确率约为90%。羊水中肌酐含量与孕龄关系密切，自妊娠中期羊水中肌酐值开始逐渐升高，于妊娠34周起迅速上升，妊娠37周以后肌酐值 $\geq 176.8 \mu mol/L$，故将羊水肌酐值 $\geq 176.8 \mu mol/L$ 定为胎儿肾成熟值；$132.6 \sim 175.9 \mu mol/L$ 为临界值；$< 132.5 \mu mol/L$ 为未成熟值。

（3）胎儿肝成熟度的检查

通过测定羊水胆红素含量了解胎儿肝成熟度。随着胎肝逐渐成熟，羊水中结合型胆红素逐渐增多，未结合型胆红素逐渐减少，至妊娠晚期羊水胆红素值近于0，需用分光光度计在450nm处的吸光度差测定（以△OD450表示）。羊水胆红素值与孕龄关系密切，妊娠36周前△OD450 > 0.02者居多；妊娠37周及以后多 < 0.02。故将羊水中胆红素△OD450 < 0.02定为胎儿肝成熟值；$0.02 \sim 0.04$ 为临界值；> 0.04为胎儿肝未成熟值。

（4）胎儿皮肤成熟度的检查

随妊娠周数增加，胎儿皮脂腺逐渐成熟，通过测算羊水中含脂肪细胞的出现率可了解胎儿皮肤成熟程度。测定方法是取羊水沉渣混悬液滴在玻片上，加0.1%硫酸尼罗蓝液1滴混匀，加盖玻片置 $2 \sim 3min$ 后，在火焰上徐徐加热（50℃ ~ 60℃），然后置光镜下观察，含脂肪细胞呈橘黄色，其他细胞呈蓝色。在镜下数200个细胞，计算其中橘黄色细胞（脂肪细胞）的百分数；亦可用苏丹Ⅲ染色，使脂肪细胞染成橘黄色，再用0.5‰美蓝溶液复染，使其他细胞染成蓝色。若仅用0.5‰美蓝溶液染色，含脂肪细胞不着色，而其他细胞蓝染。妊娠37周前含脂肪细胞率常 < 20%，妊娠38周后常 > 20%，故以 > 20%为胎儿皮肤成熟值；$10\% \sim 20\%$ 为临界值；< 10%为胎儿皮肤未成熟值。

2. 细胞遗传学及先天性代谢异常的检查

多在妊娠中期进行。

（1）染色体异常

通过羊水细胞培养作染色体核型分析，以诊断染色体（常染色体及性染色体）数目或结构异常。较常见的常染色体异常有先天愚型（21-三体）；性染色体异常有特纳综合征等。为测定胎儿有无伴性遗传性疾病，可通过羊水细胞培养得到染色体核型，如无条件培养也可直接浓集羊水细胞做核型分析。

（2）先天性代谢异常

经羊水细胞培养作某些酶的测定，以诊断因基因突变引起的某种蛋白质或酶的异常或缺陷。如测定氨基己糖酶 A 活力以诊断由类脂物质蓄积引起的黑蒙性家族痴呆病；测定半乳糖 -1- 磷酸盐尿苷酰转移酶可诊断半乳糖血症等。

（3）基因病

从羊水细胞提取胎儿 DNA，针对某一基因作直接或间接分析或检测。近年已能应用合成 DNA 化学、重组 DNA 技术及分子克隆化等研究的相互结合作遗传病的基因诊断。1979 年已成功地用于诊断血红蛋白结构基因缺失的疾病，如地中海贫血、血红蛋白 –H 等病。用限制性内切酶及 DNA 杂交的方法，成功地诊断核苷酸突变造成的遗传病，如镰形红细胞贫血、苯丙酮尿症。目前国内能进行产前诊断的遗传病有地中海贫血、苯丙酮尿症、甲型和乙型血友病、假性肥大型肌营养不良等。

3. 羊水上清液的生化测定

（1）羊水中甲胎蛋白的测定

目前主要采用对羊水中甲胎蛋白（AFP）含量的测定，诊断胎儿开放性神经管缺陷，如无脑儿或脊柱裂。AFP 主要在胎儿卵黄囊、肝脏合成，部分来自胃肠道、肾脏及羊膜绒毛细胞，羊水中浓度为胎内的 1/150 ~ 200。开放性神经管畸形因脑组织或脊髓外露，羊水中 AFP 值常比正常值高 10 倍；此外，死胎、先天性食管闭锁、十二指肠闭锁、脐膨出、先天性肾病综合征、严重 Rh 血型不合妊娠等也可升高。羊水中 AFP 值在孕 12 ~ 14 周达高峰，为 40 μg/mL，以后逐渐下降，至足月时几乎测不出，通常正常妊娠 8 ~ 24 周时羊水 AFP 值为 20 ~ 48 μg/mL。

（2）羊水雌三醇（E_3）的测定

羊水中的雌三醇值与孕妇尿雌三醇值呈相关性，能准确地反映胎儿胎盘单位的功能状态及估计异常胎儿的预后。羊水 E_3 值于妊娠 24 周前很低，25 周起随孕周增加而逐渐增多，33 周前约为 122 μg/mL，33 周时约为 384 μg/mL，37 周后增加迅速，至妊娠 40 周时约为 847 μg/mL。羊水中雌三醇值低于 100 μg/mL 时，胎儿预后不良。如胎儿为无脑儿、21- 三体、甲状腺功能低下、母儿血型不合等，则羊水 E_3 值很低。

4. 胎儿血型预测

适用于可疑 ABO 血型不合的孕妇。于晚期妊娠抽取羊水检查其中血型物质，以预测胎儿血型。但约 20% 孕妇为非分泌型，羊水中无血型物质。当明确胎儿与母体血型相同或胎儿为 O 型时，不会发生新生儿溶血；若诊断为 ABO 血型不合，则应做好围生期监测与出生后新生儿的抢救准备。

5. 协助诊断胎膜早破

对可疑胎膜早破者，可用石蕊试纸测试阴道内排液的 pH。胎膜早破时因羊水偏碱性，pH 应 > 7；也可取阴道后穹隆处液体 1 滴置于玻片上，烘干后在光镜下检查，胎膜早破时可见羊齿植物叶状结晶及少许毳毛。

三、输卵管通畅检查

输卵管通畅检查的主要目的是检查输卵管是否畅通，了解子宫和输卵管腔的形态及输卵管的阻塞部位。常用的方法有输卵管通气术、输卵管通液术、子宫输卵管造影术。其中输卵管通气术因有发生气栓的潜在危险，且准确率仅为 45% ～ 50%，故临床上已逐渐被其他方法所取代。近年来随着内窥镜的临床应用，已普遍采用腹腔镜直视下输卵管通液检查、宫腔镜下经输卵管口插管通液试验和腹腔镜联合检查等方法。

（一）输卵管通液术

输卵管通液术是检查输卵管是否通畅的一种方法，并具有一定的治疗功效。即通过导管向宫腔内注入液体，根据注液阻力大小、有无回流及注入液体量和患者感觉等判断输卵管是否通畅。由于操作简便，无须特殊设备，广泛应用于临床。

1. 适应证

①不孕症，男方精液正常，疑有输卵管阻塞者。

②检验和评价输卵管绝育术、输卵管再通术或输卵管成形术的效果。

③对输卵管黏膜轻度粘连有疏通作用。

2. 禁忌证

①内外生殖器急性炎症或慢性炎症急性或亚急性发作者。

②月经期或有不规则阴道流血者。

③可疑妊娠期者。

④严重的全身性疾病，如心、肺功能异常等，不能耐受手术者。

⑤体温高于37.5℃者。

3. 术前准备

①月经干净3～7d，禁性生活。

②术前半小时肌内注射阿托品0.5mg解痉。

③患者排空膀胱。

4. 方法

（1）器械

阴道窥器、宫颈钳、长弯钳、宫颈导管、20mL注射器、压力表、Y形管等。

（2）常用液体

生理盐水或抗生素溶液（庆大霉素8万U、地塞米松5mg、透明质酸酶1500U，注射用水20～50mL），可加用0.5%的利多卡因2mL以减少输卵管痉挛。

（3）操作步骤

①患者取膀胱截石位，外阴、阴道、宫颈常规消毒，铺无菌巾，双合诊了解子宫的位置及大小。

②放置阴道窥器充分暴露子宫颈，再次消毒阴道穹隆部及宫颈，以宫颈钳钳夹宫颈前唇。沿宫腔方向置入宫颈导管，并使其与宫颈外口紧密相贴。

③用Y形管将宫颈导管与压力表、注射器相连，压力表应高于Y形管水平，以免液体进入压力表。

④将注射器与宫颈导管相连，并使宫颈导管内充满生理盐水，缓慢推注，压力不可超过160mmHg。观察推注时阻力大小、经宫颈注入的液体是否回流，患者下腹部是否疼痛。

⑤术毕取出宫颈导管，再次消毒宫颈、阴道，取出阴道窥器。

5. 结果评定

（1）输卵管通畅

顺利推注20mL生理盐水无阻力，压力维持在60～80mmHg以下；或开始稍有阻力，随后阻力消失，无液体回流，患者也无不适感，提示输卵管通畅。

（2）输卵管阻塞

勉强注入5mL即感有阻力，压力表见压力持续上升而不见下降，患者感下腹胀痛，停止推注后液体又回流至注射器内，表明输卵管阻塞。

（3）输卵管通而不畅

注射液体有阻力，再经加压注入又能推进，说明有轻度粘连已被分离，患者感轻微腹痛。

6. 注意事项

①所用无菌生理盐水温度以接近体温为宜，以免液体过冷造成输卵管痉挛。

②注入液体时必须使宫颈导管紧贴宫颈外口，防止液体外漏。

③术后 2 周禁盆浴及性生活，酌情给予抗生素预防感染。

（二）子宫输卵管造影

子宫输卵管造影（HSG）是通过导管向子宫腔及输卵管注入造影剂，X 线下透视及摄片，根据造影剂在输卵管及盆腔内的显影情况了解输卵管是否通畅、阻塞的部位及子宫腔的形态。该检查损伤小，能对输卵管阻塞作出较正确的诊断，准确率可达 80%，且具有一定的治疗作用。

1. 适应证

①了解输卵管是否通畅及其形态、阻塞部位。

②了解宫腔形态，确定有无子宫畸形及类型，有无宫腔粘连、子宫黏膜下肌瘤、子宫内膜息肉及异物等。

③内生殖器结核非活动期。

④不明原因的习惯性流产，于排卵后做造影了解宫颈内口是否松弛、宫颈及子宫是否畸形。

2. 禁忌证

①内、外生殖器急性或亚急性炎症。

②严重的全身性疾病，不能耐受手术者。

③妊娠期、月经期。

④产后、流产、刮宫术后 6 周内。

⑤碘过敏者。

3. 术前准备

①造影时间以月经干净 3 ~ 7d 为宜，术前 3d 禁性生活。

②作碘过敏试验，阴性者方可造影。

③术前半小时肌内注射阿托品 0.5mg 解痉。

④术前排空膀胱，便秘者术前行清洁灌肠，以使子宫保持正常位置，避免出现外压假象。

4. 方法

（1）设备及器械

X 线放射诊断仪、子宫导管、阴道窥器、宫颈钳、长弯钳、20mL 注射器。

（2）造影剂

目前国内外均使用碘造影剂，分油溶性与水溶性两种。油剂（40% 碘化油）密度大，显影效果好，刺激小，过敏少，但检查时间长，吸收慢，易引起异物反应，形成肉芽肿或形成油栓；水剂（76% 泛影葡胺液）吸收快，检查时间短，但子宫输卵管边缘部分显影欠佳，细微病变不易观察，有的患者在注药时有刺激性疼痛。

（3）操作步骤

①患者取膀胱截石位，常规消毒外阴、阴道，铺无菌巾，检查子宫位置及大小。

②以窥器扩张阴道，充分暴露宫颈，再次消毒宫颈及阴道穹隆部，用宫颈钳夹宫颈前唇，探查宫腔。

③将 40% 碘化油充满宫颈导管，排出空气，沿宫腔方向将其置入宫颈管内，徐徐注入碘化油，在 X 线透视下观察碘化油流经输卵管及宫腔情况并摄片，24h 后再摄盆腔平片，以观察腹腔内有无游离碘化油。若用泛影葡胺液造影，应在注射完后立即摄片，10 ~ 20min 后第二次摄片，观察泛影葡胺液流入盆腔情况。

④注入碘油后子宫角圆钝而输卵管不显影，则考虑输卵管痉挛，可保持原位，肌内注射阿托品 0.5mg 或针刺合谷、内关穴，20min 后再透视、摄片；或停止操作，下次摄片前先使用解痉药物。

5. 结果评定

（1）正常子宫、输卵管

宫腔呈倒三角形，双侧输卵管显影形态柔软，24h 后摄片盆腔内见散在造影剂。

（2）宫腔异常

患宫腔结核时子宫失去原有的倒三角形态，内膜呈锯齿状不平；患子宫黏膜下肌瘤时可见宫腔充盈缺损；子宫畸形时有相应显示。

（3）输卵管异常

患输卵管结核时显示输卵管形态不规则、僵直或呈串珠状，有时可见钙化点；有输卵管积水时输卵管远端呈气囊状扩张；24h 后盆腔 X 线摄片未见盆腔内散在造影剂，说明输卵管不通；输卵管发育异常，可见过长或过短的输卵管、异常扩张的输卵管、输卵管憩室等。

6. 注意事项

①碘化油充盈宫颈导管时，必须排尽空气，以免空气进入宫腔造成充盈缺损，引起误诊。

②宫颈导管与子宫内口必须紧贴，以防碘油流入阴道内。

③导管不要插入太深，以免损伤子宫或引起子宫穿孔。

④注入碘化油时不可用力过大，推注不可过快，防止损伤输卵管。

⑤透视下发现造影剂进入异常通道，同时患者出现咳嗽，应警惕发生油栓，立即停止操作，取头低脚高位，严密观察。

⑥造影后 2 周禁盆浴及性生活，可酌情给予抗生素预防感染。

⑦有时可因输卵管痉挛而造成输卵管不通的假象，必要时重复进行造影。

（三）妇产科内镜输卵管通畅检查

近年来，随着妇产科内镜的大量采用，为输卵管通畅检查提供了新的方法，包括腹腔镜直视下输卵管通液检查、宫腔镜下经输卵管口插管通液试验和腹腔镜联合检查等方法，其中腹腔镜直视下输卵管通液检查准确率可达90% ~ 95%。但由于内镜手术对器械要求较高，且腹腔镜仍是创伤性手术，故并不推荐作为常规检查方法。通常在对不孕、不育患者行内镜检查时例行输卵管通液（加用美蓝染液）检查。内镜检查注意事项同上。

四、生殖道细胞学检查

女性生殖道细胞包括来自阴道、宫颈、子宫和输卵管的上皮细胞。生殖道脱落细胞包括阴道上段、宫颈阴道部、子宫、输卵管及腹腔的上皮细胞，其中以阴道上段、宫颈阴道部的上皮细胞为主。临床上常通过生殖道脱落细胞检查来反映其生理及病理变化。生殖道上皮细胞受性激素影响出现周期性变化。因此，检查生殖道脱落细胞可反映体内性激素水平。此外，此项检查还可协助诊断生殖器不同部位的恶性肿瘤及观察其治疗效果，既简便又经济实用。但是，生殖道脱落细胞检查找到恶性细胞只能作为初步筛选，不能定位，还需要进一步检查才能确诊。

（一）生殖道细胞学检查取材、制片及相关技术

1. 涂片种类及标本采集

采取标本前 24h 内禁止性生活、阴道检查、灌洗及阴道用药，取材用具必须清洁干燥。

（1）阴道涂片

主要目的是了解卵巢或胎盘功能。对已婚妇女，一般在阴道侧壁上 1/3 处用小刮板轻轻刮取浅层细胞（避免将深层细胞混入影响诊断），薄而均匀地涂于玻片上；对未婚阴道分泌物极少的女性，可将卷紧的已消毒棉签先经生理盐水浸湿，然后伸入阴道，在其侧壁上 1/3 处轻轻卷取细胞，取出棉签，在玻片上向一个方向涂片。涂片置固定液内固定后于显微镜下观察。值得注意的是，因棉签接触阴道口可能影响涂片的正确性。

（2）宫颈刮片

宫颈刮片是筛查早期宫颈癌的重要方法。取材应在宫颈外口鳞—柱状上皮交接处，以宫颈外口为圆心，用木质铲形小刮板轻轻刮取一周，取出刮板，在玻片上向一个方向涂片，涂片经固定液固定后于显微镜下观察。注意应避免损伤组织引起出血而影响检查结果。若白带过多，应先用无菌干棉球轻轻擦净黏液，再刮取标本。该取材方法获取细胞数目较少，制片也较粗劣，故目前应用已逐渐减少。

（3）宫颈管涂片

疑为宫颈管癌，或绝经后的妇女由于宫颈鳞—柱交接处退缩到宫颈管内，为了解宫颈管情况，可行此项检查。先将宫颈表面分泌物拭净，用小型刮板进入宫颈管内，轻刮一周作涂片。此外，使用特制"细胞刷"获取宫颈管上皮细胞的效果更好，将"细胞刷"置于宫颈管内，达宫颈外口上方 10mm 左右，在宫颈管内旋转 360° 取出，旋转"细胞刷"将附着于其上的细胞均匀地涂于玻片上，立即固定。小刷子取材效果优于棉拭子，而且其刮取的细胞被宫颈管内的黏液所保护，不会因空气干燥造成细胞变性。

（4）宫腔吸片

怀疑宫腔内有恶性病变时，可采用宫腔吸片检查，较阴道涂片及诊刮阳性率高。选择直径1～5mm不同型号的塑料管，一端连接干燥消毒的注射器，另一端用大镊子送入宫腔内达宫底部，上下左右转动方向，轻轻抽吸注射器，将吸出物涂片、固定、染色。应注意的是，取出吸管时停止抽吸，以免将宫颈管内容物吸入。宫腔吸片标本中可能含有输卵管、卵巢或盆腹腔上皮细胞成分。另外，还可通过宫腔灌洗获取细胞，用注射器将10mL无菌生理盐水注入宫腔，轻轻抽吸洗涤内膜面，然后收集洗涤液，离心后取沉渣涂片。此项检查既简单、取材效果好，且与诊刮相比，患者痛苦小，易于接受，特别适合于绝经后出血妇女。

（5）局部印片

用清洁玻片直接贴按病灶处作印片，经固定、染色、镜检。常用于外阴及阴道的可疑病灶。

2.染色方法

细胞学染色方法有多种，如巴氏染色法、邵氏染色法及其他改良染色法。常用的为巴氏染色法，该法既可用于检查雌激素水平，也可用于查找癌细胞。

3.辅助诊断技术

包括免疫细胞化学、原位杂交技术、影像分析、流式细胞测量及自动筛选或人工智能系统等。

（二）正常生殖道脱落细胞的形态特征

1.鳞状上皮细胞

阴道及宫颈阴道部被覆的鳞状上皮相仿，均为非角化性的分层鳞状上皮。上皮细胞分为表层、中层及底层，其生长与成熟受雌激素影响。因而女性一生中不同时期及月经周期中不同时间，各层细胞比例均不相同，细胞由底层向表层逐渐成熟。鳞状细胞的成熟过程是：细胞由小逐渐变大；细胞形态由圆形变为弧形、多边形；胞浆染色由蓝染变为粉染；胞核由大变小，由疏松变为致密。

（1）底层细胞

相当于组织学的深棘层，又分为内底层细胞和外底层细胞。

①内底层细胞：又称生发层，只含一层基底细胞，是鳞状上皮再生的基础。

其细胞学表现为：细胞小，为中性多核白细胞的 4 ～ 5 倍，呈圆形或椭圆形，巴氏染色胞浆蓝染，核大而圆。育龄妇女的阴道细胞学涂片中无内底层细胞。

②外底层细胞：细胞 3 ～ 7 层，圆形，比内底层细胞大，为中性多核白细胞的 8 ～ 10 倍，巴氏染色胞浆淡蓝，核为圆形或椭圆形，核浆比例 1 ：2 ～ 1 ：4。卵巢功能正常时，涂片中很少出现。

（2）中层细胞

相当于组织学的浅棘层，是鳞状上皮中最厚的一层。根据其脱落的层次不同，形态各异。接近底层者细胞呈舟状，接近表层者细胞大小与形状接近表层细胞；胞浆巴氏染色淡蓝，根据储存的糖原多寡，可有多量的嗜碱性染色或半透明胞浆，核小，呈圆形或卵圆形，淡染，核浆比例低，约 1 ：10。

（3）表层细胞

相当于组织学的表层。细胞大，为多边形，胞浆薄，胞浆粉染或淡蓝，核小固缩。核固缩是鳞状细胞成熟的最后阶段。表层细胞是育龄妇女宫颈涂片中最常见的细胞。

2. 柱状上皮细胞

柱状上皮细胞分为宫颈黏膜细胞及子宫内膜细胞。

（1）宫颈黏膜细胞

有黏液细胞和带纤毛细胞两种。在宫颈刮片及宫颈管吸取物涂片中均可找到。黏液细胞呈高柱状或立方状，核在底部，呈圆形或卵圆形，染色质分布均匀，胞浆内有空泡，易分解而留下裸核。带纤毛细胞呈立方形或矮柱状，带有纤毛，核为圆形或卵圆形，位于细胞底部，胞浆易退化融合成多核，多见于绝经后。

（2）子宫内膜细胞

较宫颈黏膜细胞小，细胞为低柱状，为中性多核白细胞的 1 ～ 3 倍；核呈圆形，核大小、形状一致，多成堆出现；胞浆少，呈淡灰色或淡红色，边界不清。

3. 非上皮成分

如吞噬细胞、白细胞、淋巴细胞、红细胞等。

（三）生殖道脱落细胞在内分泌检查方面的应用

阴道鳞状上皮细胞的成熟程度与体内雌激素水平成正比，雌激素水平越高，阴道上皮细胞分化越成熟。因此，阴道鳞状上皮细胞各层细胞的比例可反映体内雌激素水平。临床上常用 4 种指数代表体内雌激素水平，即成熟指数、致密核细胞指数、嗜伊红细胞指数和角化指数。

1. 成熟指数（MI）

成熟指数是阴道细胞学卵巢功能检查最常用的一种。计算方法是在低倍显微镜下观察计算 300 个鳞状上皮细胞，求得各层细胞的百分率，并按底层 / 中层 / 表层顺序写出。如底层 5、中层 60、表层 35，MI 应写成 5/60/35。若底层细胞百分率高，称左移，提示不成熟细胞增多，即雌激素水平下降；若表层细胞百分率高，称右移，表示雌激素水平升高。一般有雌激素影响的涂片，基本上无底层细胞；轻度影响者表层细胞＜ 20%；高度影响者表层细胞＞ 60%。在卵巢功能低落时则出现底层细胞：轻度低落，底层细胞＜ 20%；中度低落，底层细胞占 20% ~ 40%；高度低落，底层细胞＞ 40%。

2. 致密核细胞指数（KI）

致密核细胞指数即鳞状上皮细胞中表层致密核细胞的百分率。计算方法为从视野中数 100 个表层细胞及其中致密核细胞数目，从而计算百分率。例如其中有 40 个致密核细胞，则 KI 为 40%。KI 越高，表示上皮越成熟。

3. 嗜伊红细胞指数（EI）

嗜伊红细胞指数即鳞状上皮细胞中表层红染细胞的百分率。通常红染表层细胞在雌激素影响下出现，所以此指数可以反映雌激素水平，指数越高，提示上皮细胞越成熟。

4. 角化指数（CI）

角化指数是指鳞状上皮细胞中的表层（最成熟的细胞层）嗜伊红性致密核细胞的百分率，用以表示雌激素水平。

第二章　妇科炎症与肿瘤

第一节　妇科炎症的诊疗

一、外阴炎

（一）非特异性外阴炎

1. 临床表现

外阴皮肤灼热、瘙痒或疼痛，于活动、性交、排尿及排便时尤甚。检查时可见外阴肿胀、充血、糜烂，常有抓痕，严重者形成溃疡或成片的湿疹，腹股沟淋巴结肿大，压痛，体温可稍升高，白细胞增多。慢性炎症可使外阴皮肤增厚、粗糙、皲裂，甚至苔藓样变。糖尿病性外阴炎由于尿糖有利于真菌生长繁殖，故常并发白假丝酵母菌感染。

2. 治疗

（1）病因治疗

积极寻找病因，进行病因治疗，如治疗糖尿病、治疗肠道蛲虫、进行瘘管修补、治疗宫颈炎及各种阴道炎。急性期应减少活动，较重者应卧床休息，避免性生活。必要时，针对致病菌口服或肌内注射抗生素。

（2）局部治疗

1 : 5000 高锰酸钾液坐浴，每日 2 ~ 3 次，擦干后涂抗生素软膏，如1%新霉素软膏或金霉素软膏等。也可予以局部物理治疗，如红外线疗法、超短波治疗、微波治疗等。

（二）前庭大腺炎

1. 临床表现

炎症多发生于一侧。初起时局部有红、肿、热、痛，甚至发生排尿痛，行走困难。有时可出现体温升高、白细胞增高等全身症状。检查时患侧前庭大腺部位有红、肿、压痛的肿块，当脓肿形成时可触及波动感。当脓腔内压力增大时，表面皮肤变薄，可自行破溃。如破口大，引流通畅，炎症可较快消退而痊愈；如破口小，引流不畅，则炎症持续不消退，并可反复急性发作。常伴有腹股沟淋巴结肿大。

2. 治疗

急性期需卧床休息。可取前庭大腺开口处分泌物做细菌培养，确定病原体。根据病原体选用抗生素。此外，可选用清热解毒的中药，如蒲公英、紫花地丁、连翘及金银花等，局部热敷、坐浴，或用热疗法。脓肿形成后，可切开引流并做造口术。

（三）前庭大腺囊肿

1. 临床表现

多为单侧性，大小不等，多由小逐渐增大。如囊肿小且无感染，患者可无自觉症状，往往于妇科检查时方被发现。如囊肿大，患者可感到外阴有坠胀感或有性交不适。检查时患侧外阴肥大，可触及囊性肿物，多呈椭圆形。

2. 治疗

较小的囊肿不必做手术，可暂时观察，定期随诊。较大的囊肿或反复发作疼痛，可以手术。以往多行囊肿切除手术，现在多行囊肿造口术，因造口术方法简单安全、并发症少，且可保持腺体功能。

（四）婴幼儿外阴炎

1. 临床表现

患儿常因外阴疼痛或瘙痒而哭闹不安，有的出现尿痛、尿频、烧灼感。检查时发现外阴、阴蒂、尿道口及阴道口黏膜充血、水肿，并有脓性分泌物，有时可发现抓痕、出血等。如急性期未做处理，两侧小阴唇粘连，尿道口、阴道口被遮盖，在上方或下方留一小孔，尿液自此处排出，常被误认为生殖器官畸形。仔细检查可发现小阴唇粘连的地方较薄、透亮。

2. 治疗

①应首先排除特殊感染，先将分泌物送检有无滴虫、假丝酵母菌。必要时可做培养，明确致病菌，给予恰当的抗生素。

②保持外阴清洁、干燥，减少摩擦。用 1 : 5000 高锰酸钾溶液坐浴，每

日 2 ～ 3 次。外阴涂 40% 紫草油或抗生素可的松软膏等。

③小阴唇已形成粘连者，可于消毒后用手指向下、向外分离，一般都能分开。粘连较牢固者可用弯纹式血管钳从小孔处伸入，随即垂直向后，将透亮区分开。创面每日涂 40% 紫草油或消毒凡士林软膏，以防再粘连，直至上皮正常为止。比较顽固的病例，可在紫草油中或上列软膏中加乙蔗酚局部涂抹。

二、阴道炎

（一）滴虫性阴道炎

1. 临床表现

潜伏期为 4 ～ 28 日。症状轻重取决于局部免疫因素、滴虫数量多少及毒力强弱。主要症状是阴道分泌物增多及外阴瘙痒，分泌物特点为稀薄脓性、黄绿色、泡沫状、有臭味。瘙痒部位主要为阴道口及外阴，间或有灼热、疼痛、性交痛等。若尿道口有感染，可有尿频、尿痛，甚至血尿。因滴虫能吞噬精子，并能阻碍乳酸生成，影响精子在阴道内存活，故可导致不孕。检查时见阴道黏膜充血，严重者有散在出血斑点，甚至宫颈出现出血点而呈"草莓样"，阴道后穹隆有多量白带，呈灰黄色、黄白色稀薄液体或黄绿色脓性分泌物，常呈泡沫状。带虫者阴道黏膜常无异常改变。

2. 诊断

根据典型症状及体征不难诊断，若在阴道分泌物中查到滴虫即可确诊。取阴道分泌物用悬滴法检查，在镜下可找到呈波状运动的滴虫及增多的白细胞，在有症状的患者中，其阳性率达 80% ～ 90%。在染色涂片中亦可见到。对可疑患者，若多次悬滴法未能发现滴虫时，可送培养，准确性达 98% 左右。取分泌物前 24 ～ 48h 避免性交、阴道灌洗或局部用药，取分泌物时窥器不涂润滑剂，分泌物取出后应及时送检并注意保温，以免滴虫活动力减弱，造成辨认困难。目前，聚合酶链反应（PCR）也可用于滴虫的诊断，敏感性 90%，特异性 99.8%。

3. 治疗

因滴虫性阴道炎可同时有尿道、尿道旁腺、前庭大腺及膀胱感染，故需全身用药。

（1）全身用药

甲硝唑 400mg，每日 2 ～ 3 次，7d 为 1 个疗程；初次治疗可用甲硝唑 2g 单次口服。服药后偶见胃肠道反应，如食欲减退、恶心、呕吐，此外，偶见头痛、皮疹、白细胞减少等，一旦发现应停药。治疗期间及停药 24h 内禁饮酒，因其与乙醇结合可出现皮肤潮红、呕吐、腹痛、腹泻等戒酒硫样反应。甲硝唑能通过乳汁排泄，若在哺乳期用药，用药期间及用药后 24h 内不宜哺乳。

（2）局部用药

不能耐受口服药物或不适宜全身用药者，可选用阴道局部用药。甲硝唑阴道泡腾片 200mg，每晚 1 次，连用 7 ～ 10d；或 0.75% 甲硝唑凝胶，每次 5g，每日 2 次，共用 7d。用药前阴道局部可用 1% 乳酸或 0.5% 醋酸冲洗，可减少阴道恶臭分泌物并减轻瘙痒症状。

（3）性伴侣的治疗

性伴侣应检查是否有生殖器滴虫病，前列腺液有无滴虫，若为阳性，应同时进行治疗，治疗期间禁止性交。

（4）妊娠期滴虫性阴道炎的治疗

美国疾病控制中心（CDC）推荐甲硝唑 2g，单次口服。过去动物试验曾认为甲硝唑可能有致畸作用，妊娠期禁用。最近国外研究显示，人类妊娠期应用甲硝唑并未增加胎儿畸形率，故妊娠期可以应用。

（5）顽固病例的治疗

对极少数顽固复发病例，应进行培养及甲硝唑药物敏感试验。可用大剂量甲硝唑分次全身及局部联合用药。可给予甲硝唑 1g，每日 2 次，加上甲硝唑阴道内放置 500mg，每日 2 次，连用 7 ～ 10d。

（6）治愈标准

滴虫阴道炎常于月经后复发，故治疗后检查滴虫阴性时，仍应每次月经后复查白带，若经 3 次检查均阴性，方可称为治愈。

（7）治疗中注意事项

治疗后检查滴虫阴性时，仍应于下次月经后继续治疗 1 个疗程，以巩固疗效。此外，内裤及洗涤用毛巾应煮沸 5 ～ 10min，以消灭病原体，避免重复感染。

（二）外阴阴道假丝酵母菌病

1. 临床表现

主要表现为外阴瘙痒、灼痛，严重时坐卧不宁，异常痛苦，还可伴有尿频、尿痛及性交痛。急性期白带增多，为白色稠厚呈凝乳或豆渣样。检查可见外阴地图样红斑及抓痕，小阴唇内侧及阴道黏膜附有白色膜状物，擦除后露出红肿黏膜面，或有糜烂面及表浅溃疡。

2. 诊断

典型病例不难诊断，直接做阴道分泌物涂片检查可诊断。可直接取阴道分泌物置玻片上，加 1 滴生理盐水或 10% 氢氧化钾溶液，于显微镜下检查，可找到芽孢和假菌丝，阳性率可达 60%。也可用革兰染色检查，阳性率可达 80%。最可靠的方法是培养法，如有症状但多次涂片检查为阴性，或为顽固病例未确诊，可取分泌物接种于培养基上，如培养出假丝酵母菌即可确诊。此外，对于年老肥胖或顽固病例应做尿糖及血糖检查，并详细询问有无应用大剂量雌激素或长期应用抗生素史，以查找病因。

3. 治疗

（1）消除诱因

如有糖尿病应积极治疗；及时停用广谱抗生素、雌激素、类固醇皮质激素。勤换内裤，用过的内裤、盆及毛巾均用开水烫洗。

（2）局部用药

可选用下列药物置于阴道内：①咪康唑栓剂：每晚 1 粒（200mg），连用 7 ~ 10d；或每晚 1 粒（400mg），连用 3d。②克霉唑栓剂：每晚 1 粒（150mg），塞入阴道深部，连用 7d；或每日早、晚各 1 粒（150mg），连用 3d；或 1 粒（500mg），单次用药。③制霉菌素栓剂：每晚 1 粒（10 万 U），连用 10 ~ 14d。④0.5% ~ 1% 甲紫溶液：涂擦阴道，每周 3 ~ 4 次，连续用 2 周，该药物价廉，效果亦较好，但须注意药物浓度勿过高或用药过频，以免引起化学性外阴炎和表皮破溃，且其有污染内裤之弊，现临床上已较少使用。

（3）全身用药

经局部治疗未愈者、不能耐受局部用药者、未婚妇女及不愿采用局部用药者可选用口服药物。首选药物：氟康唑 150mg，顿服。也可选用伊曲康唑，每次 200mg，每日 1 次，连用 3 ~ 5d；或 200mg，每日 2 次，只用 1d。或选用酮康唑 200mg，每日 1 次或 2 次，连用 5d。因上述药物损害肝脏，有肝炎病史者禁用，孕妇禁用。

（4）复发病例的治疗

外阴阴道假丝酵母菌病容易在月经前复发，故治疗后应在月经前复查白带。5%～10% 的外阴阴道假丝酵母菌病治疗后可复发。对复发病例应检查原因，消除诱因，并应检查是否合并其他感染性疾病，如艾滋病、滴虫性阴道炎、细菌性阴道病等。抗真菌治疗分为初始治疗及维持治疗，初始治疗者为局部治疗，延长治疗时间 7～14d；若口服氟康唑 150mg，则 72h 后加服 1 次。常用的维持治疗：氟康唑 150mg，每周 1 次，共用 6 个月；克霉唑栓剂 500mg，每周 1 次，共用 6 个月；伊曲康唑 400mg，每月 1 次或 100mg，每月 1 次，共用 6 个月。治疗期间定期复查疗效及注意药物不良反应，一旦发现不良反应，立即停药。

（5）性伴侣治疗

约 15% 的男性与女性患者接触后患有龟头炎，对有症状男性应进行假丝酵母菌检查及治疗。对于男性带菌者也必须进行常规治疗，预防女性重复感染。

（6）妊娠合并假丝酵母菌阴道炎的治疗

局部治疗为主，禁用口服唑类药物。可选用克霉唑栓剂、硝酸咪康唑栓剂、制霉菌素栓剂，以 7d 疗法效果好。

（三）细菌性阴道病

细菌性阴道病为阴道内正常菌群失调所致的混合性感染，曾被命名为嗜血杆菌阴道炎、加德纳尔菌阴道炎、非特异性阴道炎。由于阴道内有大量不同的细菌，但临床及病理无炎症改变，并非阴道炎，现称细菌性阴道病。

1. 临床表现

10%～40% 的患者可无临床症状。典型临床症状为阴道异常分泌物明显增多，呈稀薄均质状或稀糊状，为灰白色或灰黄色，带有特殊的鱼腥臭味，易从阴道壁上拭去。可伴有轻度的外阴瘙痒或烧灼感。阴道黏膜无明显充血的炎症表现。本病常可合并其他阴道性传播疾病，故其临床表现可受到并发症的影响而有所不同。

2. 诊断

下列四条中有三条阳性即可临床诊断为细菌性阴道病。

①匀质、稀薄的阴道分泌物。

②阴道 pH > 4.5（pH 多为 5 ~ 5.5）。

③胺臭味试验阳性：取阴道分泌物少许放在玻片上，加入 10% 氢氧化钾 1 ~ 2 滴，产生一种烂鱼肉样腥臭气味即为阳性。

④线索细胞：即阴道脱落的表层细胞，于细胞边缘贴附大量颗粒状物即加德纳尔菌，细胞边缘不清。取少许分泌物放在玻片上，加 1 滴生理盐水混合，置于高倍光镜下见到 > 50% 的线索细胞。

分泌物取材时注意应取自阴道侧壁，不应取自宫颈管或后穹隆。

另外，可参考革兰染色的诊断标准：每个高倍光镜下形态典型的乳杆菌 ≤ 5，两种或两种以上的其他形态细菌（小的革兰阴性杆菌、弧形杆菌或阳性球菌）≥ 6。

3. 治疗

选用抗厌氧菌药物，主要有甲硝唑、克林霉素。甲硝唑抑制厌氧菌生长，而不影响乳杆菌生长，是较理想的药物，但对支原体效果差。

（1）全身用药

甲硝唑 400mg，每日 2 ~ 3 次，共口服 7d；或甲硝唑 2g，单次口服，必要时 24 ~ 48h 重复给药 1 次；或克林霉素 300mg，每日 2 次，连服 7d。

（2）阴道用药

甲硝唑 400mg，每日 1 次，共用 7d；或 0.75% 甲硝唑软膏，每次 5g，每日 1 次，共用 7d；或 2% 克林霉素软膏阴道涂布，每次 5g，每晚 1 次，连用 7d。局部用药与口服药物疗效相似。此外，可用 1% ~ 3% 的过氧化氢溶液冲洗阴道，每日 1 次，共用 7d；或用 1% 乳酸液或 0.5% 醋酸液冲洗阴道，以改善阴道内环境从而提高疗效。

（3）妊娠期细菌性阴道病的治疗

因妊娠期可导致绒毛膜羊膜炎、胎膜早破、早产等，故应在妊娠中期进行细菌性阴道病的筛查，任何有症状的细菌性阴道病孕妇及无症状的高危孕妇（有胎膜早破、早产史），均需治疗。多选用口服用药：甲硝唑 200mg，每日 3 ~ 4 次，共服 7d；或甲硝唑 2g，单次口服；或克林霉素 300mg，每日 2 次，连服 7d。

三、宫颈炎

（一）急性子宫颈炎

急性子宫颈炎多见于不洁性交后；产后、剖宫产后引起的宫颈损伤；人工流产术时，一些宫颈手术扩张宫颈的损伤或穿孔；以及诊断性刮宫时宫颈或宫体的损伤等，病原体进入损伤部位发生感染，如产褥感染、感染性流产等。此外，医务人员不慎在产道内遗留纱布，以及不适当地使用高浓度的酸性或碱性药液冲洗阴道等均可引起急性子宫颈炎。

1. 临床表现

淋菌性宫颈炎和沙眼衣原体性宫颈炎主要侵犯宫颈管内黏膜腺体的柱状上皮，如直接向上蔓延则可导致上生殖道黏膜感染。一般化脓菌则侵入宫颈组织较深，并可沿两侧宫颈淋巴管向上蔓延导致盆腔结缔组织炎。淋菌性或一般化脓菌性宫颈炎表现为脓性或脓血性白带增多，下腹坠痛、腰背痛、性交疼痛和尿路刺激症状，体温可轻微升高。如感染沿宫颈淋巴管向周围扩散，则可引起宫颈上皮脱落，甚至形成溃疡。本病常与阴道炎症同时发生，也可同时发生急性子宫内膜炎。

妇科检查见宫颈充血、红肿，颈管黏膜水肿，宫颈黏膜外翻，宫颈触痛，脓性分泌物从宫颈管内流出，特别是淋菌性宫颈炎，尿道、尿道旁腺、前庭大腺亦可同时感染而有脓液排出。沙眼衣原体性宫颈炎则症状不典型或无症状，有症状者表现为宫颈分泌物增多、点滴状出血或尿路刺激症状，妇科检查宫颈口可见黏液脓性分泌物。

2. 诊断

根据病史、症状及妇科检查，诊断急性宫颈炎并不困难，关键是确定病原体。疑为淋球菌感染时，应取宫颈管内分泌物做涂片检查（敏感性50% ~ 70%）或细菌培养（敏感性80% ~ 90%）。对培养可疑的菌落，可采用单克隆抗体免疫荧光法检测。检测沙眼衣原体感染时，可取宫颈管分泌物涂片染色找细胞质内包涵体，但敏感性不高。培养法技术要求高、费时长，难以推广，目前推荐的方法是直接免疫荧光法（DFA）或酶免疫法（EIA），敏感性在89% ~ 98%。注意诊断时要考虑是否合并急性子宫内膜炎和盆腔炎。

3. 治疗

以全身治疗为主，抗生素选择、给药途径、剂量和疗程则根据病原体和病情严重程度决定。目前，淋菌性宫颈炎推荐的首选药物为头孢曲松，备用药物有大观霉素、青霉素、氧氟沙星、左氧氟沙星、依诺沙星等，治疗时需同时加服多西环素（强力霉素）。沙眼衣原体性宫颈炎推荐的首选药物为阿奇霉素或多西环素，备用药物有米诺环素、氧氟沙星等。一般化脓菌感染最好根据药敏试验进行治疗。念珠菌和滴虫性宫颈炎参见阴道炎的治疗方法。急性宫颈炎的治疗应力求彻底，以免形成慢性宫颈炎。

（二）慢性子宫颈炎

慢性子宫颈炎多由急性子宫颈炎转变而来，往往是由于急性宫颈炎治疗不彻底，病原体隐居于子宫颈黏膜内形成慢性炎症。急性宫颈炎容易转为慢性的主要原因是宫颈黏膜皱褶较多，腺体呈葡萄状，病原体侵入腺体深处后极难根除，导致病程反复、迁延不愈。阴道分娩、流产或手术损伤宫颈后，继发感染亦可表现为慢性过程，此外不洁性生活、雌激素水平下降、阴道异物（如子宫托）均可引起慢性宫颈炎。其病原体一般为葡萄球菌、链球菌、沙眼衣原体、淋球菌、厌氧菌等。也有患者不表现急性症状，直接发生慢性宫颈炎。

1. 临床表现

慢性宫颈炎主要表现为白带增多，常刺激外阴引起外阴不适和瘙痒。由于病原体种类，炎症的范围、程度和病程不同，白带的量、颜色、性状、气味也不同，可为乳白色黏液状至黄色脓性，如伴有息肉形成，可有白带中混有血，或宫颈接触性出血。若白带增多，似白色干酪样，应考虑是否合并念珠菌性阴道炎；若白带呈稀薄泡沫状，有臭味，则应考虑滴虫性阴道炎。如有恶臭则多为厌氧菌感染。严重感染时可有腰骶部疼痛、下腹坠胀症状，由于慢性宫颈炎可直接向前蔓延或通过淋巴管扩散，当波及膀胱三角区及膀胱周围结缔组织时，可出现尿路刺激症状。较多的黏稠脓性白带有碍精子上行，可导致不孕。妇科检查可见宫颈不同程度的糜烂、肥大、宫颈裂伤，有时可见宫颈息肉、宫颈腺体囊肿、宫颈外翻等，宫颈口多有分泌物，亦可有宫颈触痛和宫颈出血。

2. 诊断

宫颈糜烂在诊断上不困难，但需与宫颈上皮内瘤样变、早期浸润癌、宫颈结核、宫颈尖锐湿疣等鉴别，还需与淋病、梅毒等鉴别，因此应常规进行宫颈刮片细胞学检查，细胞涂片尚可查出淋菌、滴虫、真菌，能做到与一般慢性宫颈炎鉴别。目前已有电脑超薄细胞检测系统，准确率显著提高。必要时须做病理活检以明确诊断，电子阴道镜辅助活检对提高诊断准确率很有帮助。宫颈息肉、宫颈腺体囊肿及宫颈尖锐湿疣可根据病理活检确诊。

（1）阴道镜检查

在宫颈病变部涂碘后，在碘不着色区用阴道镜检查，如见到厚的醋酸白色上皮及血管异形可诊断为宫颈上皮内瘤样变，在这类病变区取活体组织检查诊断早期宫颈癌准确率高。

（2）活体组织检查

活体组织检查为最准确的检查方法，可检出宫颈湿疣、癌细胞、结核、梅毒等，从而与一般慢性宫颈炎糜烂鉴别。

3. 治疗

须做宫颈涂片先排除宫颈上皮内瘤样变及早期宫颈癌后再进行治疗。治疗方法以局部治疗为主，使糜烂面坏死、脱落，为新生鳞状上皮覆盖，病变深者，疗程需 6～8 周。

（1）物理治疗

①电熨：此法较简便，适用于糜烂程度较深、糜烂面积较大的病例。采用电灼器或电熨器对整个病变区电灼或电熨，直至组织呈乳白色或微黄色为止。一般近宫口处稍深，越近边缘越浅，深度为 2mm 并超出病变区 3mm，深入宫颈管内 0.5～1cm，治愈率 50%～90% 不等。术后涂抹磺胺粉或呋喃西林粉，用醋酸冲洗阴道，每日 1 次，有助于创面愈合。

治疗后阴道流液，有时呈脓样，须避免性交至创面全部愈合为止，需时 6 周左右。术后阴道出血多时可用纱布填塞止血。

②冷冻治疗：利用制冷剂，快速产生低温，使糜烂组织冻结、坏死、变性而脱落，创面经组织修复而达到治疗疾病的目的。

操作方法：选择适当的冷冻探头，利用液氮快速达到超低温（-196℃），使糜烂组织冻结、坏死、变性而脱落，创面修复而达到治疗目的。一般采用接触冷冻法，选择相应的冷冻头，覆盖全部病变区并略超过其范围 2～3mm，根据快速冷冻、缓慢复温的原则，冷冻 1min、复温 3min、再冷冻 1min。进行单次或重复冷冻，治愈率 80% 左右。

冷冻治疗后，宫颈表面很快发生水肿，冷冻后 7 ～ 10d，宫颈表层糜烂组织形成一层膜状痂皮，逐渐分散脱落。

③激光治疗：采用 Co 激光器使糜烂部分组织炭化、结痂，痂皮脱落后，创面修复达到治疗目的。激光头距离糜烂面 3 ～ 5cm，照射范围应超出糜烂面 2mm，轻症的烧灼深度为 2 ～ 3mm，重症可达 4 ～ 5mm，治愈率 70% ～ 90%。

④微波治疗：微波电极接触局部病变组织时，瞬间产生高热效应（44℃ ～ 61℃），从而达到组织凝固的目的，并可出现凝固性血栓形成而止血，治愈率在 90% 左右。

⑤波姆光治疗：采用波姆光照射糜烂面，直至变为均匀灰白色为止，照射深度 2 ～ 3mm，治愈率可达 80%。

⑥红外线凝结法：红外线照射糜烂面，局部组织凝固、坏死，形成非炎性表浅溃疡，新生鳞状上皮覆盖溃疡面而达到治愈，治愈率在 90% 以上。

物理治疗的注意事项：A. 治疗时间应在月经干净后 3 ～ 7d 进行。B. 排除宫颈上皮内瘤样病变、早期宫颈癌、宫颈结核和急性感染期后方可进行。C. 术后阴道分泌物增多，甚至有大量水样排液，有时呈血性，脱痂时可引起活动性出血，如量较多先用过氧化氢溶液（过氧化氢）清洗伤口，用消毒棉球局部压迫止血，24h 后取出。D. 物理治疗的持续时间、次数、强度、范围应严格掌握。E. 创面愈合需要一段时间（2 ～ 8 周），在此期间禁止盆浴和性生活。F. 定期复查，随访有无宫颈管狭窄。

（2）药物治疗

适用于糜烂面积小和炎症浸润较浅的病例。

①硝酸银或重铬酸钾液：强腐蚀剂，方法简单，配制容易，用药量少，适宜于基层医院。

②免疫治疗：采用重组人干扰素 α-2a，每晚 1 枚，6d 为 1 个疗程。近年报道用红色奴卡放射线菌细胞壁骨架 N-CWs 菌苗治疗慢性宫颈炎，该菌苗具有非特异性免疫增强及抗感染作用，能促进鳞状上皮化生，修复宫颈糜烂病变达到治疗效果。将菌苗滴注在用生理盐水浸透的带尾无菌棉球上，将棉球置于宫颈糜烂的局部，24h 后取出，每周上药 2 次，每个疗程 10 次。

③若患宫颈管炎，则根据细菌培养和药敏试验结果，采用抗生素全身治疗。

（3）手术治疗

宫颈息肉可行息肉摘除术或电切术。对重度糜烂、糜烂面较深及乳头状糜烂，或用上述各种治疗方法久治不愈的患者可考虑用宫颈锥形切除术，锥形切除范围从病灶外缘 0.3 ~ 0.5cm 开始，深入宫颈管 1 ~ 2cm，锥形切除，压迫止血，如有动脉出血，可用肠线缝扎止血，也可加用止血粉 8 号、吸收性明胶海绵、凝血酶、巴曲酶（立止血）等止血。此法因出血及感染，现多不采用。

第二节　妇科肿瘤的诊疗

一、子宫肌瘤

子宫肌瘤是女性生殖器官最常见的良性肿瘤。好发于 30 ~ 50 岁的妇女。据统计，约 20% 的育龄妇女有子宫肌瘤。

（一）类型及临床表现

1. 分类

按子宫肌瘤生长部位不同，分为体部肌瘤（90%）和宫颈肌瘤（10%）。按肌瘤与子宫肌壁的关系，分为 3 类：肌壁间肌瘤、浆膜下肌瘤、黏膜下肌瘤。

（1）肌壁间肌瘤

肌壁间肌瘤占 60% ~ 70%，肌瘤位于子宫肌壁间，周围被肌层组织包围。

（2）浆膜下肌瘤

浆膜下肌瘤占 20%，肌瘤向子宫浆膜面生长，突向子宫表面，瘤体由浆膜覆盖。若肌瘤向宫旁生长突出于阔韧带两叶间，成为阔韧带肌瘤。

（3）黏膜下肌瘤

黏膜下肌瘤占 10% ~ 15%，肌瘤向黏膜方向生长，突向宫腔，表面由黏膜层覆盖。黏膜下肌瘤在宫腔内生长犹如异物，易引起子宫收缩，常形成蒂，可被挤出宫颈外口而突出于阴道，甚至突出于阴道口外。

各种类型的肌瘤可发生在同一子宫，称为多发性子宫肌瘤。

2．临床表现

（1）症状

多无明显症状，仅于体检时偶被发现。症状与肌瘤部位、大小、生长速度、有无变性等相关。

①月经改变：多见于大的肌壁间肌瘤及黏膜下肌瘤使宫腔内膜面积增加，宫缩不良，子宫内膜静脉丛充血与扩张，从而导致经期延长、经量增多、不规则阴道出血等；黏膜下肌瘤如发生坏死感染时，可发生持续性阴道流血或脓血性排液。

②耻区肿块：大的肌瘤使子宫超过如孕 3 个月大时可从腹部扪及，质硬，清晨空腹排尿前更易触及。

③阴道分泌物增多：子宫黏膜下肌瘤坏死感染时，可有大量脓血性伴臭味的分泌物。大的肌壁间肌瘤使宫腔面积增大，内膜腺体分泌增多，此外伴有盆腔充血导致的白带增多。

④压迫症状：如肌瘤较大可出现尿频、尿急、排尿困难、尿潴留等泌尿系统症状。如直肠受压，可引起下腹坠胀、便秘等表现。如压迫输尿管可出现输尿管扩张甚至发生肾盂积水。

⑤其他：常见下腹坠痛及腰酸背痛，月经期加重。浆膜下肌瘤蒂扭转可有急性腹痛；黏膜下肌瘤突出宫腔时也可引起腹痛；红色变性时有急性腹痛，伴恶心、呕吐及发热，可引起不孕或流产。

（2）体征

体征与肌瘤大小、数目、位置、有无变性有关。肌瘤较大时，可在耻区扪及实质性、无痛性肿块。妇科检查子宫增大，质硬，表面可有单个或多个结节突出。黏膜下肌瘤位于宫腔内时子宫均匀增大，带蒂黏膜下肌瘤可脱出宫颈外口至阴道，呈粉红色，表面光滑；如感染时可有渗出液覆盖或有溃疡形成，伴恶臭分泌物。

（二）病因与病理

1．病因

确切病因尚未明确。根据肌瘤好发于生育年龄及绝经后萎缩或消退可能，提示子宫肌瘤的发生可能与女性性激素有关。肌瘤中高雌激素浓度与肌瘤组织局部对雌激素的高敏感性，是肌瘤发生的重要因素。孕激素有刺激肌瘤生长的作用。

2. 病理

（1）巨检

巨检为实质性球形或结节状，表面光滑，质韧硬，压迫周围肌壁纤维组织形成假包膜，两者之间有一层疏松网状间隙，很易将肌瘤剥出。其切面呈旋涡状或编织状结构，颜色和硬度与纤维组织多少相关。

（2）镜检

肌瘤由梭形平滑肌细胞和不等量纤维结缔组织相交织而成，肌细胞大小均匀，排列成旋涡状、核杆状。

（3）肌瘤变性

肌瘤变性是肌瘤失去原有的典型结构，可发生以下变性。

①玻璃样变：又称透明变性，最多见。肌瘤剖面由均匀透明状物质取代旋涡状结构。镜下见病变区肌细胞消失，为均匀粉红色无结构区。

②囊性变：继发于玻璃样变，肌细胞坏死液化形成囊性变，肌瘤内可出现大小不等数个囊腔，其间有结缔组织相隔，也可融合成大囊腔，腔内含清亮或草黄色液体，也可凝固成胶冻状，因无上皮覆盖，故不是真性囊肿。

③红色变：多发生于妊娠期或产褥期，是一种特殊类型的坏死，发生原因不清，可能和肌瘤内小血管退行性变，导致血栓及溶血、血红蛋白渗入肌瘤内相关。肌瘤剖面为暗红色，腥臭，质软，典型的旋涡状结构消失。镜下见假包膜及瘤体内静脉血栓形成及溶血，伴有出血，肌细胞减少并有较多脂肪小球沉积。患者常有剧烈腹痛伴发热及白细胞升高等，检查可发现肌瘤体积增大。

④肉瘤样变：肌瘤恶变为肉瘤的发生率为 0.4% ～ 0.8%，多见于年龄较大的妇女。若绝经后妇女，肌瘤迅速增大者，更要警惕。肉瘤质脆软，切面灰黄色，如烂鱼肉样，与周围组织界限不清。

⑤钙化：常见于细小蒂部、血供不足的浆膜下肌瘤或绝经后妇女的肌瘤。多在脂肪变性后，分解为甘油三酯与钙盐结合，沉积在肌瘤内。镜下钙化区为分层状沉积，呈圆形，有深蓝色微细颗粒。

（三）诊断与鉴别诊断

1. 诊断

根据病史及体征，诊断并无困难。对于个别诊断困难患者，采用 B 型超声检查、腹腔镜检查、宫腔镜检查、子宫输卵管造影等可协助诊断。

2．鉴别诊断

（1）妊娠子宫

妊娠者有停经史、早孕反应，子宫增大变软，触之收缩变硬，妊娠试验阳性，B型超声示孕囊或胚胎。而子宫肌瘤无以上改变。应注意肌瘤囊性变与先兆流产的鉴别。

（2）卵巢肿瘤

常无月经改变，肿块位于子宫一侧，与子宫能分开。卵巢实质性肿瘤应与带蒂浆膜下肌瘤鉴别，卵巢囊肿应与肌瘤囊性变鉴别。应体会肿块与子宫的关系，借助B型超声、腹腔镜或探针探测宫腔长度和方向等协助诊断。

（3）子宫腺肌病

本病可使子宫增大、月经量增多，常有继发性进行性痛经史，子宫呈均匀增大，很少超过3个月妊娠子宫，经后子宫会缩小。而子宫肌瘤常呈不规则结节状突起，鉴别有一定难度，且有时两者并存。

（4）其他

子宫畸形、盆腔炎性包块、卵巢子宫内膜异位囊肿等，可通过病史、体征及B型超声等检查鉴别。

（四）处理

应根据患者意愿、年龄、生育要求、症状，及肌瘤的部位、数目、大小等全面考虑。

1．随访观察

如肌瘤较小，无明显症状，不需特殊治疗，尤其绝经过渡期妇女，绝经后肌瘤常自然萎缩或消失。每3~6个月随访1次。

2．药物治疗

适合于肌瘤在2个月妊娠子宫大小以内、症状轻、近绝经期年龄、全身状态不宜手术者。

（1）促性腺激素释放激素类似物

促性腺激素释放激素类似物可抑制垂体和卵巢功能，降低雌二醇至绝经水平，缓解症状并抑制肌瘤生长使其缩小，用药6个月以上可使雌激素缺乏，出现骨质疏松等不良反应，不宜长期应用。

（2）其他药物

雄激素、米非司酮等药物，均适用于绝经过渡期患者。

3．手术治疗

（1）手术适应证

①月经量过多致继发贫血，药物治疗无效。

②严重腹痛、性交痛或慢性腹痛、有缔肌瘤扭转引起的急性腹痛。

③能确定肌瘤是不孕或反复流产的唯一原因。

④肌瘤生长较快，怀疑恶变。

⑤有膀胱、直肠压迫症状。

（2）手术术式

手术可经腹、经阴道或宫腔镜及腹腔镜下手术。

①子宫切除术：无生育要求或疑有恶变者，可行子宫切除术或子宫次全切除术。

②肌瘤剥除术：适合于要求保留生育功能的患者。可经腹腔镜或经腹剥除，黏膜下肌瘤可经阴道或宫腔镜下摘除。

4．介入治疗

介入治疗指针对肌瘤本身的局部治疗。在影像设备的监视下，对病变定位，进行以微创操作为特点的治疗方法。其包括子宫肌瘤射频消融术、子宫动脉栓塞术、聚焦超声治疗和瘤体内注射等治疗，有保留子宫、恢复快等优点。

二、阴道癌

（一）原发性阴道鳞状细胞癌

1．概述

原发性阴道鳞状细胞癌较少见，仅占女性生殖道恶性肿瘤的 1%～2%。此肿瘤以老年妇女多见，国外报道平均发病年龄为 65 岁。国内报道发病年龄的高峰在 40～59 岁，较国外低。

2．病因

本病的病因不清楚，可能与阴道黏膜受到长期刺激或损伤有关，如子宫脱垂佩戴子宫托、阴道壁膨出、阴道慢性炎症、阴道白斑等。近年来，女性下生殖道 HPV 感染与生殖道癌的发生引起人们的关注，HPV 感染与阴道癌之间的关系，需要进一步研究。

3. 临床分期

原发性阴道癌的 FIGO 分期标准如下。

0 期：原位癌、上皮内癌。

Ⅰ期：癌局限于阴道黏膜。

Ⅱ期：癌已浸及阴道下组织，但未达盆壁。

Ⅲ期：癌已达盆壁。

Ⅳ期：癌已超过真骨盆或临床已累及膀胱直肠黏膜，但疱样水肿不属于Ⅳ期。

Ⅳ A 期：肿瘤侵及邻近器官或直接扩展出真骨盆。

Ⅳ B 期：肿瘤扩散至远处器官。

有人提出将Ⅰ期进一步分为：①Ⅰ A 期：癌侵犯阴道黏膜小于 2cm；②Ⅰ B 期：癌侵犯阴道黏膜超过 2cm；③Ⅰ C 期：癌侵犯阴道黏膜全长。

将Ⅱ期进一步分为：①Ⅱ A 期：癌侵及阴道壁下组织，但未侵犯腹旁及阴道旁组织；②Ⅱ B 期：癌侵及宫旁组织但未达盆壁。

4. 诊断要点

（1）病史

阴道黏膜长期慢性炎症刺激病史。

（2）症状

在病变的早期，尤其 VAIN 时可无症状或仅表现为性交后血性分泌物或少量出血，随着病变的进展，可出现以下症状。

①阴道出血：绝经前患者可表现为不规则阴道出血，绝经后患者可表现为绝经后出血，流血时间可长、可短，流血量或多或少，但多为接触性出血。

②阴道排液：阴道排液可为水样、米汤样或混有血液，排液主要与肿瘤组织坏死、感染有关。

③疼痛：与肿瘤大小及组织反应有关。

④压迫症状：晚期可出现压迫症状，如压迫膀胱、尿道可出现尿急、尿频、血尿。压迫直肠可出现排便困难、里急后重，穿透直肠可出现便血。

⑤恶液病：晚期癌表现。

（3）体征

妇科检查时可看到或扪及肿瘤。外生型肿瘤由阴道壁向阴道腔呈菜花状突出，触之易出血，并可伴有坏死、感染，体征较明显。而结节型由于向阴道黏膜下生长，有时阴道壁表面变化不大，但触诊时感觉阴道壁僵硬。表层型应注意病灶的多中心性。

5. 治疗

（1）VAIN 的治疗

VAIN 的治疗主要以局部治疗为主，但在治疗前应排除浸润癌，可行局部电凝或 CO 激光治疗；或采用 5% 氟尿嘧啶（5-FU）霜剂局部应用，每日 1 次，连用 5d，8 ~ 12d 后复查，观察治疗效果。如仍有病灶，继续应用 1 个疗程，如无效改用其他治疗方法。根据病变范围及部位也可选择手术治疗。如病灶仅累及阴道穹隆小部分组织可行全子宫切除及局部阴道穹隆切除。如为其他部位的小病灶，可选择局部病灶切除术，如病变累及大部或全部阴道，可行部分阴道切除术或全阴道切除术，或行放射治疗。

（2）阴道浸润癌的治疗

阴道浸润癌的治疗以放疗和手术为主，或两者联合应用。由于阴道癌毗邻膀胱和直肠，就诊时多为中、晚期，治疗比较困难。

①放射治疗：各种阴道癌均可行放射治疗，包括阴道腔内放疗及体外放疗。阴道腔内治疗主要是针对阴道内原发灶及其周围浸润区。阴道腔内放疗应根据癌灶的位置、范围及深度选用放疗方法。可采用模型敷贴、组织内插植、阴道限线筒照射、后装式腔内放疗等。可参考以下方法：A. 癌灶位于阴道上 1/3 者，与宫颈癌放疗方法类似。阴道腔内肿瘤基底放射剂量为 70Gy/4 ~ 5 周，每周治疗 1 次。B. 癌灶位于阴道下 1/3 且肿瘤较局限者，可采用镭针（Co 针或其他放射源）做阴道原发灶的组织间插植，肿瘤放射总剂量为 70 ~ 80Gy/7d 内；或者采用阴道腔内后装治疗，肿瘤放射剂量给予 70Gy/5 ~ 6 周。C. 癌灶位于阴道中 1/3 者，可选用后装腔内放剂或模型敷贴，肿瘤放射剂量为 70Gy 左右。

体外放疗主要是针对阴道旁组织、盆壁及其所属的淋巴区进行照射。可采用 Co、加速器等。对阴道浸润癌应常规给予体外照射，照射范围应根据病灶位置决定。若癌灶位于阴道上 1/3 者，体外放疗同于宫颈癌，采用盆腔四野照射，剂量为 40 ~ 50Gy。如癌灶位于阴道中、下 1/3 段，应同时将盆骼、腹股沟区包入放射野，照射面积较一般宫颈癌常规体外放疗的放射野大，肿瘤放射剂量为 40 ~ 50Gy/5 ~ 6 周。

②手术治疗：手术治疗主要适用于原位癌及较早期的病例（Ⅰ、Ⅱ期）和部分Ⅳ期仅累及膀胱或直肠的病例。手术切除范围应根据病灶的位置及浸润的深度而定。对位于阴道上 1/3 处的原位癌，可行单纯子宫切除加阴道上段切除。阴道中、下段原位癌因手术损伤大，不宜采用手术治疗，可选用放疗。对于Ⅰ期及Ⅱ期病例，病灶位于阴道上 1/3 者，可按宫颈癌根治术式行广泛性全子宫切除术和阴道上 2/5 切除术及盆腔淋巴结清扫术。病灶位于阴道下 1/3 者，可做外阴广泛切除及阴道下 1/3 切除，必要时同时做盆骼淋巴结及腹股沟淋巴结清扫术。对于病灶位于阴道中 1/3 者，可行全阴道切除术、广泛性全子宫切除术及盆腔淋巴结清扫术，因手术创伤大，要选择合适的病例施行此手术。对于部分Ⅳ期仅累及膀胱或直肠且年轻、体质好患者，可行盆腔内脏清除术。即在行阴道手术的同时切除受累膀胱、直肠，行结肠造瘘或尿路改道。关于盆腔内脏清除术是否可提高患者的生存率，国内外有争论，多因手术范围太大，患者生存质量低，而不被患者所接受。

③化疗：可作为辅助治疗手段。常用的化疗药物有顺铂、平阳霉素、阿霉素、环磷酰胺、长春新碱等。化疗可以静脉给药，也可行动脉灌注治疗，以盆腔动脉灌注化疗为好，可与手术或放疗联合使用。

④综合治疗及治疗方法的选择：阴道癌的主要治疗方法有放疗及手术，如何选择治疗方法及两者联合应用，可参考以下意见：A. 病灶位于阴道上 1/3 者：早期可行手术治疗，即行广泛性全子宫切除术加盆腔淋巴结清扫术，加部分阴道切除术，术后根据情况决定是否行体外放疗。晚期行放射治疗（包括腔内及体外照射）或先行化疗再行放疗。B. 病灶位于中 1/3 者：以放疗为主，如病灶较小，肿瘤直径小于 2cm 时，可行组织间插植放疗。如患者年轻，一般情况好，也可行全阴道切除术。对病灶较大者，可先行体外放疗，待病灶缩小后行腔内放疗，也可先行化疗后再行放疗。C. 病灶位于下 1/3 者：以手术治疗为主，对病灶较大者，可先行体外放疗，待肿瘤缩小后，行阴道腔内放疗或手术切除。

（二）阴道透明细胞腺癌

1. 概述

原发阴道透明细胞腺癌是一种极少见的阴道恶性肿瘤，可发生于幼女、年轻妇女及老年妇女，但多见于年轻妇女。其组织来源为残留的中肾管、副中肾管或异位的子宫内膜。其发病原因可能为胚胎发育期母亲服用己烯雌酚导致阴道腺病，进而恶变形成阴道透明细胞腺癌。但也有少部分患者并无己烯雌酚接触史，其病因不明。

2. 诊断要点

（1）病史

胚胎期母亲服用己烯雌酚史。

（2）发病年龄

本病发病多在 20 岁左右。

（3）症状

本病可表现为阴道出血和阴道排液。

（4）体征

妇科检查见病变多位于阴道前壁上 1/3，大小不一，肿瘤一般比较表浅，呈息肉状、结节状、扁平斑，表面可有溃疡形成，质硬。

3. 治疗

（1）手术治疗

用于早期（Ⅰ、Ⅱ期）病例，病灶位于阴道上 1/3 者，可行广泛性子宫切除术、阴道上段切除术及盆腔淋巴结清扫术；如病变侵犯阴道下 2/3，除行广泛性全子宫切除术、盆腔淋巴结清扫术外，应行全阴道切除术。

（2）放射治疗

Ⅱ期及Ⅱ期以上的病例可行放射治疗，放射治疗可参照阴道鳞状细胞癌。

（3）化疗

常用药物有环磷酰胺、长春新碱、5-FU、甲氨蝶呤等，因例数太少，疗效不稳定。

三、宫颈癌

（一）临床表现

早期宫颈癌的首发症状为稀薄、水样、血性白带，常不被患者重视，典型症状为不规则无痛性阴道流血，性交后点滴出血，阴道排液。随着肿瘤增大，出血量逐渐增多，出血时间延长。绝经后妇女出血往往就诊较早。晚期有盆腔和腰骶部痛，常伴有下肢后部的放射性痛。如有膀胱或直肠受侵犯，出现尿痛、血尿、便血或顽固性便秘。原发病灶发展至晚期或出现复发时可发生远处转移以及因盆壁广泛受侵而引起一侧或双侧下肢持续水肿。如出现肠道和尿道症状，意味着疾病已进入晚期或进展期。

（二）治疗

1. 手术治疗

（1）手术治疗适应证

Ⅰ A ～ Ⅱ A 期患者，无严重内外科并发症，无手术禁忌证，年龄最好在 70 岁以下，全身情况能耐受手术；肥胖患者根据术者经验及麻醉条件而定。

（2）手术方法

①Ⅰ A1 期：选用全子宫切除术，卵巢正常者应予保留；对要求保留生育功能者，可行宫颈锥切术。

②Ⅰ A2 ～ Ⅱ A 期：子宫颈癌灶小于 4cm，能承担并愿意接受手术治疗者，选用广泛性子宫切除术及盆腔淋巴结清扫术，卵巢正常者应予保留。本类型手术为子宫浸润癌手术治疗的基本术式，游离组织时必须打开膀胱侧窝与直肠侧窝，在近骨盆壁切断连接子宫的各组韧带，阴道应切 3 ～ 4cm。因为切除的组织与重要脏器如肠管、膀胱、输尿管和盆腔大血管非常接近，手术比较复杂，原则是尽可能多地切除可能被侵犯的盆腔组织而不损伤膀胱、直肠和输尿管。

③保留生育功能的广泛性宫颈切除术，主要适应证：A. 强烈要求保留生育能力。B. 没有其他生育能力受损的临床证据。C. Ⅰ A ～ Ⅰ B 期，肿瘤直径小于 2cm。D. 无明显宫旁或宫体旁扩散。E. 局限于宫颈外口。F. 无明显淋巴转移。G. 宫颈腺癌应慎重。要点是解剖膀胱侧窝，暴露和寻找输尿管，处理子宫动脉下行支以及夹切宫旁组织和主韧带。施行本术式必须有腹腔镜手术、阴道手术及宫颈内口环扎术的丰富经验，暴露膀胱子宫间隙时勿突破膀胱子宫

反折进入腹腔，尽量避免损伤输尿管。

2. 放射治疗

放疗用于宫颈癌治疗的优点是适应证广、疗效好，除严重肝肾功能、造血功能障碍者外，各期均可使用，宫颈癌合并卵巢肿瘤者，应先切除卵巢肿瘤后再行放疗。即使有病例得不到根治疗效，也能获得满意的姑息效果，症状得以改善，生命得以延长。

宫颈癌的放射治疗由肿瘤原发区及盆腔转移区两部分组成。肿瘤原发区的治疗，目前仍以腔内照射为主，其照射有效范围包括宫颈、阴道、宫体及宫旁三角区。盆腔转移区的治疗，目前仍以体外照射为主，其照射有效范围包括宫旁组织（子宫旁、宫颈旁及阴道旁组织）、盆壁组织及盆腔淋巴区。腔内照射与体外照射相互配合，在盆腔范围内形成一个以宫颈为中心的有效放射区。在精心处理的基础上，正确地运用个别对待的治疗原则，以达到消灭癌组织，最大限度地保护正常组织和器官的疗效。

（1）根治性放疗

根治性放疗以体外照射和腔内照射相结合。

①体外放疗：除宫颈原位癌、ⅠA期可以单纯腔内放疗外，其他各期均应配合体外照射。照射范围包括宫旁组织（子宫旁、宫颈旁及阴道旁组织）、盆壁组织及盆腔淋巴结。设计照射野的原则是增加肿瘤组织剂量、减少体积量、提高疗效和降低并发症。照射野包括髂总淋巴区以下的盆腔淋巴区及盆腔组织。照射野上缘在髂嵴水平(L_4、L_5椎体间），下界在耻骨联合上缘下 4 ～ 5cm（或闭孔下缘），两侧界在股骨头内 1/3 处。全盆外照射，每周 5 次，每次 1.8 ～ 2Gy，DT20 ～ 30Gy 后，分四野（或前后大野当中线 4cm）照射 DT20 ～ 25Gy，同时加腔内放疗，使 B 点总量达 40 ～ 55Gy。如期别较晚，可予姑息放疗，全盆大野照射 DT50 ～ 55Gy，视情况再补腔内放疗。也可按期别决定外照射剂量：Ⅰ期 DT35 ～ 40Gy，Ⅱ期 DT 40 ～ 45Gy，Ⅲ～Ⅳ期大野照射 DT45 ～ 55Gy。

②腔内放疗：对肿瘤原发区形成以宫颈为中心的放射区，一般在外照射 DT 20 ～ 25Gy 后开始。中国医学科学院肿瘤医院研制的北京Ⅰ型铱 –192 后装腔内治疗机是每周照 1 次。每次 "A" 点剂量为 700cGy，一般照射 6 次左右，A 点总量为 4200cGy 左右 /5 周。宫腔与阴道量之比为 1：1 ～ 1.5：1。A 点单次剂量 5 ～ 7Gy，每周 1 次；总剂量取决于肿瘤大小、临床期别和外照射剂量。

若肿瘤体积较大，应增加宫颈局部剂量；若宫旁浸润或阴道狭窄，可增加全盆照射剂量、相应减少腔内放疗量。腔内放疗一般 A 点量为 20～40Gy/4～7 次，若单次量过大，后期肠道并发症较重，如放射性直肠炎。

A 点：在子宫口水平上方 2cm、子宫中轴旁开 2cm，相当于输尿管与子宫动静脉交叉处。理论上的 A 点与实际上的 A 点相差较大，在很多情况下并不适用，如当肿瘤累及阴道、穹隆消失、宫颈空洞和外生肿瘤时；另外，肿瘤生长是非对称性的，子宫的位置也并非正好居中以及肿瘤体积差异等，故在治疗中不能单一强调 A 点剂量，要结合临床肿瘤生物效应来调整。一般根治放疗宫颈癌，A 点剂量来自腔内大约 2/3、体外 1/3。

B 点：A 点旁开 3cm，相当于闭孔淋巴结的位置。剂量来自体外 2/3、腔内 1/3。腔内放疗的准备及注意事项：每次治疗前均应做阴道视诊或盆腔检查。每次检查均应详细记录并绘图示意。拟定治疗计划、治疗前备皮，灌肠（高剂量率后装治疗可不灌肠）。冲洗阴道，并做好解释工作。手术者要复习病历及检查记录。了解病情需要。操作时要保持无菌技术，动作要轻巧。根据宫腔深度、肿瘤范围、阴道宽窄及病情需要，决定放射容器的大小、放射源的排列、照射剂量。第 1 次腔内照射如探宫腔有困难，或目的为止血或消除肿瘤者，可以暂不上宫腔管，以免过多地触动肿瘤而引起创伤或出血。放射容器放置理想后，要切实填塞纱条固定，以防容器移位，并可加大膀胱和直肠与放射源的距离，减少直肠及膀胱的受量，但要注意在操作时防止阴道壁撕裂伤。操作完毕后手术者应认真填写记录。如有特殊情况应详细注明。治疗期间随时注意患者情况，发现问题及时处理。

（2）术前放疗

①优点：改善局部情况，缩小肿瘤，提高手术切除率，减少术后感染，降低癌细胞活性及术中播散；有利于肿瘤的完整切除，并可获得切除边缘最宽的无瘤边带。

②适应证：A. IB 期，宫颈有较大的外生型肿瘤。B. ⅡA 期，宫颈癌累及阴道较多。C. 病理在Ⅲ级以上。D. 病理为黏液腺癌、腺鳞癌及透明细胞癌。

术前放疗主要为腔内放疗，放射剂量一般为常规全量腔内放疗的 1/3～1/2；也有少数学者给予全量腔内放疗和 / 或体外放疗剂量的 1/2（30Gy）；手术与放疗间隔时间则依术前放疗的方式及剂量而定，一般为 2～8 周。

（3）术后放疗

适应证：①盆腔或腹主动脉旁淋巴结转移。②血管淋巴管有癌栓及手术切缘有残存癌。③有下述不良预后因素者，无论期别多早，也需术后放疗：肿瘤巨大、隐匿性宫旁浸润、宫颈间质浸润达肌层外1/3、淋巴管血管间隙受累、腺癌、癌细胞分化不良。

术后放疗多以体外照射为主，阴道残端有癌者可给予腔内放疗。一般在手术后1个月内进行，剂量为DT40～50Gy（根据术前是否行腔内放疗决定是否遮挡盆腔中部）；阴道腔内放疗表面剂量要视患者具体情况而定，通常为30～50Gy；若不给体外照射，则可单纯腔内放疗70Gy以下。

3. 化学治疗

宫颈癌化疗的适应证：①晚期或复发转移的患者。②局部巨大肿瘤的术前化疗。③中、晚期宫颈癌配合放疗增敏。

常用的有效药物有顺铂、卡铂、环磷酰胺、异环磷酰胺、氟尿嘧啶、博来霉素、丝裂霉素、长春新碱等，以顺铂疗效较好。一般采用联合化疗。治疗鳞癌的方案有PVB方案（顺铂、长春新碱与博来霉素）与BIP方案（博来霉素、异环磷酰胺与顺铂）。治疗腺癌的方案有PM方案（顺铂与丝裂霉素）与FIP（氟尿嘧啶、异环磷酰胺与顺铂）。近年来，出现了一些新的化疗方案，如PAM（DDP, aclacinomycine, MMC）、TP（紫杉醇、DDP）、TIP（紫杉醇、异环磷酰胺、DDP）等。

（1）BIP方案

BLM 30mg，静脉滴注，第1日。

IFO 1.5mg/m^2，静脉滴注，第1～5日（美司钠解毒）。

DDP 50mg/m^2，静脉滴注（先水化），第1日。

每3周重复。

（2）PVB方案

DDP 50mg/m^2，静脉滴注，第1日。

VCR 2mg，静脉注射，第1日。

BLM 15mg/m^2，静脉滴注，第1～5日。

每3周重复。

（3）BLM+MMC 顺序化疗

BLM 10mg，静脉滴注，第 1 ~ 7 日。

MMC 6 ~ 10mg/m²，静脉注射，第 8 日。

每 4 周重复。

（4）BOMP 方案

BLM 30mg，静脉滴注，第 1 ~ 4 日，只用第 1、2 个疗程。

VCR 1mg/m²，静脉注射，第 1、4 日。

MMC 10mg/m²，静脉注射，2 日。

DDP 50mg/m²，静脉滴注（先水化），第 1、22 日。

每 6 周重复。

（5）PP 方案

PTX 135 ~ 175mg/m²，静脉滴注，第 1 日。

DDP 60mg/m²，静脉滴注，第 3 日。

每 3 周重复。

4．介入治疗

（1）动脉插管化疗

我国自 20 世纪 60 年代开始应用动脉插管化疗治疗中、晚期宫颈癌，有的配合放疗，有的配合手术治疗，取得了一些成功的经验。过去常用单一药物治疗如氮芥、噻替派等，近年来多选用包括顺铂及平阳霉素在内的联合化疗。动脉插管常用的动脉为腹壁下动脉、髂内动脉、子宫动脉、闭孔动脉等。一般将导管插至髂内动脉起点下 1 ~ 2cm 或髂总动脉交叉处，后者在灌注化疗药时需暂时阻断双下肢血流。这种治疗方法既可以使盆腔肿瘤直接接受较高剂量的药物浓度，还能够降低化疗引起的全身不良反应。根据肿瘤反应情况给 1 ~ 2 个疗程。

（2）动脉栓塞治疗

动脉栓塞治疗主要用于晚期不能耐受手术的盆腔恶性肿瘤的化疗以及恶性肿瘤伴有大出血的止血治疗。介入栓塞中止肿瘤血供，致使肿瘤组织缺血坏死，肿瘤周围组织变软，局部感染减轻，使手术时肿瘤易于剥离；同时栓塞也使术中出血减少，手术野清晰，并可控制术中癌细胞的播散和转移。介入栓塞在宫颈癌大出血时同样有效。

第三章　妊娠疾病诊疗

第一节　自然流产

妊娠不足 28 周、体重不足 1000g 而终止妊娠者称为流产。妊娠 12 周末前终止者称早期流产，妊娠 13 周至不足 28 周终止者称为晚期流产。

自然因素导致的流产称为自然流产。自然流产率占全部妊娠的 10% ～ 15%，其中 80% 以上为早期流产。按流产发展的不同阶段又可分为四种临床类型，分别为先兆流产、难免流产、不全流产和完全流产。此外，尚有 3 种特殊情况：稽留流产，即指宫内胚胎或胎儿死亡后未及时排出者；习惯性流产，指连续自然流产 3 次或 3 次以上者；以及流产合并感染。

一、病因

流产病因比较复杂，包括遗传因素、解剖因素、内分泌因素、免疫因素、感染因素、环境因素、孕妇全身性疾病等。不同病因导致的自然流产，其发生时限也不同。

（一）遗传因素

受精卵、胚胎或胎儿染色体异常是流产最常见的原因，在早期流产中占 50% ～ 60%，中期妊娠流产中约占 35%，晚期妊娠死胎中占 5%。染色体异常包括数目异常和结构异常。其中数目异常以三体最多，13、16、18、21 和 22 三体常见，其次为 X 单体。三倍体和四倍体少见。结构异常引起流产少见，主要有平衡易位、倒置、缺失、重叠及嵌合体等。此外，夫妇染色体异常可导致胎儿染色体异常，从而引发自然流产。

（二）解剖因素

主要为子宫异常，若不纠正，流产可反复发生。常为晚期流产。

①子宫先天性发育异常：子宫发育不良、双子宫、鞍形子宫、双角子宫、单角子宫、子宫纵隔等。

②子宫体疾病：子宫肌瘤（黏膜下肌瘤及部分肌壁间肌瘤）、子宫腺肌瘤、宫腔粘连等，均可因宫腔形态改变影响胚胎着床、发育而流产。

③子宫颈功能不全：子宫颈重度裂伤、子宫颈内口松弛、子宫颈部分或全部切除术后等可引发胎膜早破而发生晚期自然流产。

（三）内分泌因素

正常妊娠的维持与内分泌激素的调节、平衡密切相关，依赖于发育完好的子宫内膜，相应的雌激素、孕激素水平等。黄体功能不全、高泌乳素血症、多囊卵巢综合征以及甲状腺功能低下、严重糖尿病血糖控制不良等，均可因内分泌异常导致自然流产。

（四）免疫因素

免疫功能异常包括自身免疫型和同种免疫型。自身免疫型与患者体内抗磷脂抗体有关，抗磷脂抗体阳性、抗 β2 糖蛋白抗体阳性在系统性红斑狼疮及干燥综合征患者中多见；也可见于抗核抗体阳性、抗甲状腺抗体阳性的孕妇。同种免疫型是基于妊娠属于半同种异体移植的理论，母胎的免疫耐受使得胎儿不被排斥，在母体内得以生存。母胎免疫耐受有赖于孕妇血清中有足够的针对父系人白细胞抗原（HLA）的封闭性因子，能抑制免疫识别和免疫反应。如夫妇的 HLA 相容性过大，导致封闭性因子不足，或造成自然杀伤细胞的数量或活性异常，均可能导致不明原因的复发性流产。

（五）全身性疾病

孕妇患全身性疾病，如严重感染、高热疾病可促进子宫收缩引起流产；严重贫血或心力衰竭、重度营养不良、血栓性疾病、慢性肝肾疾病或高血压等缺血缺氧性疾病亦可能导致流产；流感病毒、梅毒螺旋体、巨细胞病毒、弓形虫、单纯疱疹病毒等的感染可引起胎儿畸形，进而导致流产。

（六）环境因素

过多接触放射线和化学物质，如铅、砷、甲醛、苯、氯丁二烯、氧化乙烯等，以及噪声、震动，均可能导致流产。

（七）其他因素

流产还与许多因素相关，包括：强烈应激，如妊娠期严重的躯体不良刺激如手术、直接撞击腹部、性交过频等，或者过度紧张、忧伤、恐惧、焦虑等精神创伤，均可影响神经内分泌系统使机体内环境改变导致流产；不良习惯，如孕妇过量吸烟、酗酒，过量饮咖啡、吸食毒品、滥用药物，可引起胚胎染色体异常。此类因素的流产，多为空孕囊或已退化的胚胎，少数妊娠足月可能娩出畸形儿，或新生儿有代谢及功能缺陷。

二、临床类型

（一）先兆流产

停经后阴道少量流血，伴或不伴下腹痛或腰骶部胀痛，体格检查阴道及宫颈口可见少量血液，宫颈口未开，无妊娠物排出，子宫大小与停经时间相符。辅助检查血、尿 hCG 升高，B 超显示宫内见妊娠囊。

（二）难免流产

在先兆流产基础上阴道流血增多，腹痛加剧，或阴道流液胎膜破裂。体格检查阴道内多量血液，有时宫颈口已扩张，见部分妊娠物堵塞宫口，子宫大小与停经时间相符或小。辅助检查血 hCG、孕激素不升或降低，B 超显示宫内可见妊娠囊，但无胚胎及心管搏动。

（三）不全流产

难免流产发生部分妊娠物排出宫腔或胚胎（胎儿）排出宫腔后嵌顿于宫颈口。影响子宫收缩而大量出血。因此，阴道大量流血，伴腹痛，甚至休克。体格检查阴道可见大量血液及宫颈管持续血液流出，宫颈口有妊娠物堵塞，子宫小于停经时间。

（四）完全流产

有流产症状，妊娠物已排出。阴道流血减少并逐渐停止，体格检查阴道及宫颈口可见少量血液，宫颈口闭合，子宫大小接近正常。辅助检查血、尿 hCG 明显降低，B 超显示宫内无妊娠物。

（五）稽留流产

先有早孕症状后减轻，有或无先兆流产的症状。体格检查子宫大小比停经时小。辅助检查血 hCG、孕激素降低，B 超显示宫内可见妊娠囊，但无胚胎及心管搏动。

（六）习惯性流产

习惯性流产是指与同一性伴侣连续 3 次或 3 次以上自然流产。临床经过同一般流产。

（七）流产合并感染

常发生于不全流产或不洁流产时，有下腹痛、阴道恶臭分泌物，可有发热。体格检查阴道、宫颈口可有脓性分泌物，宫颈摇摆痛，子宫压痛。严重时可引发盆腔腹膜炎、败血症及感染性休克。辅助检查：血常规显示白细胞增高，C 反应蛋白高等感染指标上升。

三、辅助检查

（一）B 超

测定妊娠囊的大小、形态、胎心搏动，可辅助诊断流产类型及鉴别诊断。

（二）血 β-hCG 水平

连续测定血 β-hCG 水平的动态变化，有助于妊娠的诊断和预后判断。

（三）其他相关性检查

①孕激素的连续监测也有助于判断妊娠预后。

②针对流产合并感染应行红细胞沉降率、CRP、宫腔分泌物培养等相关检查。

③稽留流产患者应行凝血功能检测。

④习惯性流产患者应行夫妇双方染色体核型、TORCH、甲状腺功能检测等相关检查。

四、治疗

确定流产后，应根据自然流产的不同类型进行相应处理，如果有明确的病因，需要对因治疗。

（一）先兆流产

在排除异位妊娠后，可予安胎治疗。

1. 一般治疗

卧床休息，禁止性生活，保持会阴部清洁卫生，进食新鲜有营养的食物，禁食大补的药材（人参、花旗参、鹿茸、田七、当归、川芎等）、性寒凉的食物（薏苡仁、木耳、蟹等）及辛辣食物。

2. 药物治疗

（1）安胎西药

①黄体酮注射液，20mg，肌内注射，1次/天，常规给药；②地屈孕酮片，10mg，3次/天，首剂40mg，常规给药。

（2）安胎中药

①固肾安胎丸，6g，3次/天，可常规给药；②滋肾育胎丸，5g，3次/天，可常规给药。

（3）支持对症用药

①止血药：适用于较多阴道出血的患者。常用药物为卡巴克洛片，5mg，3次/天，可给药至阴道出血止；酚磺乙胺针，0.5g，肌内注射，临时用药1次；止血合剂，静脉滴注，5%葡萄糖注射液或0.9%氯化钠注射液500mL加维生素C注射液3g加酚磺乙胺3g，静脉滴注，临时用药1次，主要用于阴道出血稍多但少于月经，或B超见宫腔积血超过3cm的患者。

②缓解子宫收缩的药物。

A.间苯三酚：40mg，肌内注射，临时用药，用于缓解轻度下腹坠胀痛；80～120mg加入5%葡萄糖注射液中静脉滴注，用于维持疗效或抑制轻中度较为频繁的下腹坠胀痛。

B.硫酸镁：适用于孕16周后出现子宫收缩的晚期先兆流产患者。用法：第一天用药，5%葡萄糖注射液或0.9%氯化钠注射液250mL加25%硫酸镁5g，静脉滴注，1小时滴完（先用，冲击量）；5%葡萄糖注射液或0.9%氯化钠注射液500mL加25%硫酸镁10g，静脉滴注6小时滴完（维持量）。从第二天起，5%葡萄糖注射液或0.9%氯化钠注射液250mL加25%硫酸镁5g，静脉滴注，3小时滴完；5%葡萄糖注射液或0.9%氯化钠注射液500mL加25%硫酸镁10g，静脉滴注，6小时滴完。用药注意事项：用药期间应该监测血镁浓度，正常为0.75～1mmol/L，治疗有效浓度为2～3.5mmol/L，超过5mmol/L则为中毒浓度。用药期间必须定时检查膝反射，观察呼吸不少于16次/分，尿量每小时不少于25mL或24小时不少于600mL，备葡萄糖酸钙作为解毒剂（一旦出现中毒反应，立即静脉注射10%葡萄糖酸钙10mL）。

C. 安宝（盐酸利托君）：适用于孕 20 周以后出现子宫收缩的晚期先兆流产患者。用法：5% 葡萄糖注射液 250mL 加安宝针 50mg，静脉滴注，从每分钟 4 滴开始调滴速，视患者临床症状的变化调整滴速，最大滴速不可超过每分钟 38 滴。用药注意事项：用药前心电图结果必须正常。当患者心率＞140 次 /min 时，须停药或减量。用药超过 5 天须监测血糖。当宫缩被抑制后，继续用药 12 小时，停止静脉滴注之前 30 分钟开始口服安宝 10mg，每 2 小时 1 次，之后再慢慢减量。

D. 催产素受体拮抗药：阿托西班。用法：以 7.5mg/mL 的浓度给予初次剂量，静脉注射 6.75mg，然后在 3 小时内持续以 300μg/min，继之以 100μg/min 小剂量滴注。治疗时间不超过 48 小时，总剂量不超过 330mg。

（4）针对流产原因的治疗

①生殖道感染。A. 阴道炎：细菌性阴道病患者可给予阴道抹洗治疗，念珠菌阴道炎者可阴道抹洗加凯妮汀 0.5g 塞阴道治疗。B. 宫颈培养阳性：支原体、细菌培养阳性者，选择敏感抗生素口服或静脉滴注治疗；衣原体感染者，可用红霉素 0.5g 口服，4 次 / 天，连服 7 天，或阿奇霉素 1g 顿服。

②梅毒、HIV 感染者。A. 梅毒感染者，予苄星青霉素 240 万 U，分两侧臀部肌内注射，1 次 / 周，连用 3 次。青霉素过敏者则用红霉素片口服，0.5g，4 次 / 天，连服 30 天。B.HIV 感染：应转传染病专科医院治疗。C. 甲状腺功能异常：甲状腺功能减退症、甲状腺功能亢进症患者，须请内科会诊后决定治疗方案，并根据会诊意见给予相应药物治疗。D.D- 二聚体升高：给予低分子肝素 0.4mL 皮下注射，每日 2 ~ 4 次。复查正常后给予维持量治疗。

（二）难免流产

确诊后应尽早使胚胎或胎儿及胎盘组织完全排出。早期流产采用清宫术，对妊娠物应仔细检查，并送病理检查；如有可能争取做绒毛染色体核型分析，有助于明确流产原因。晚期流产时，子宫较大，为避免出血多，可用缩宫素 10 ~ 20U 加于 5% 葡萄糖注射液 500mL 中静脉滴注，促进子宫收缩。胎儿及胎盘排出后，应检查是否完全，必要时刮宫清除子宫腔内残留的妊娠物，同时给予抗生素预防感染。

（三）不全流产

由于部分组织残留宫腔或堵塞宫口，极易引起大出血。一经确诊，应尽快行刮宫术或钳刮术，清除子宫腔内残留组织。大量阴道流血伴休克者，应同时输液，必要时输血，并给予抗生素预防感染。

（四）完全流产

流产症状消失，B 型超声检查证实子宫腔内无残留物，若无感染征象，则不需特殊处理。

（五）稽留流产

稽留流产可能引起严重的凝血功能障碍，导致弥散性血管内凝血（DIC），造成严重出血。故处理前应检查血常规、血小板计数及凝血功能，并做好输血准备。若出现凝血功能障碍，应尽早使用肝素、纤维蛋白原及输新鲜血、新鲜冰冻血浆等，待凝血功能好转后，再行处理。稽留流产也可因死亡胚胎或胎儿在子宫腔稽留时间较久，胎盘组织机化，与子宫壁紧密粘连，致使刮宫困难。若无凝血功能障碍，可先口服炔雌醇 1mg，每日 2 次，连用 5 日，或苯甲酸雌二醇 2mg，肌内注射，每日 2 次，连用 3 日，提高子宫肌对缩宫素的敏感性。子宫 < 12 孕周者，可行刮宫术，术中肌内注射缩宫素，手术中应特别小心，避免子宫穿孔，一次不能完全刮净，于 5 ~ 7 日后再次刮宫。子宫 > 12 孕周者，可使用米非司酮加米索前列醇，或静脉滴注缩宫素，促使胎儿、胎盘排出。术中刮出物必须送病理检查，术后常规超声检查，确认子宫腔内容物是否全部排出，并加强抗感染的治疗。

（六）复发性流产

①治疗内科疾病。

②治疗各种感染。

③因子宫病变（双角子宫、子宫纵隔、肌瘤、宫颈内口松弛等病变）而反复流产者可在非妊娠期行手术纠治；术后至少避孕 12 个月。

④妊娠期处理：拟诊妊娠即可开始安胎治疗，每日肌内注射黄体酮 20mg，确诊正常妊娠后治疗可持续至妊娠 12 周或超过以往发生流产的月份，同时嘱卧床休息、禁止性生活。妊娠期适当补充多种维生素，注意解除精神紧张。

⑤子宫颈内口松弛晚期流产：如因宫颈损伤所致，可于妊娠前做宫颈内口修补术。若已妊娠并经超声证实宫内正常妊娠，可在孕 14 ~ 16 周行宫颈内口环扎术。

⑥免疫功能的调整。

⑦对于免疫过渡型抗磷脂抗体产生者，可使用低剂量阿司匹林或肝素拮抗磷脂抗体介导的血栓形成。

⑧医学助孕：对于由染色体病等遗传因素引起的习惯性流产，根据不同原因可进行胚胎植入前的遗传学诊断，必要时行辅助生殖技术。

（七）流产合并感染

多为不全流产合并感染。治疗原则为控制感染的同时尽快清除子宫腔内残留物。根据阴道流血量的多少采用不同的治疗方案。若阴道流血不多，先选用广谱抗生素治疗 2 ～ 3 日控制感染，然后再行刮宫。若阴道流血量多，静脉滴注抗生素的同时，用卵圆钳夹出子宫腔内残留的大块组织，使出血减少，禁止用刮匙全面搔刮子宫腔，以免造成感染扩散。术后应继续用广谱抗生素，待感染控制后再彻底刮宫。阴道流血多已导致贫血的需及时输液输血，纠正贫血；若已合并感染性休克，应积极进行抗休克治疗，待病情稳定后再彻底刮宫。若感染严重或已形成盆腔脓肿，应行手术引流，必要时切除子宫。

第二节　异位妊娠

受精卵种植发育在子宫体腔以外的地方，称为异位妊娠，习称宫外孕，但两者概念略有不同，异位妊娠中宫颈妊娠及子宫角部妊娠不包括在宫外孕的范畴内。异位妊娠发生率在 2% 左右，是早孕阶段导致孕产妇死亡的首要因素之一，占孕产妇死亡总数的 9%。近年来，随着人们的医疗意识逐渐增强及检查手段的提高，异位妊娠的早期诊断率有所上升，故死亡率有所降低，但是其发病率仍不断升高。

一、临床表现
（一）症状
①停经后腹痛与不规则阴道出血：通常患者有停经史，注意少部分患者（20% ～ 30%）误将不规则阴道出血认为是月经，不能提供停经史。②晕厥与休克：见于输卵管妊娠破裂或流产型大量内出血的患者。③腹部包块：输卵

管妊娠流产型或破裂型时间较久者，所形成的血肿与周围组织器官发生粘连后形成包块。

（二）体征

①一般情况：内出血多时，可有面色苍白、脉搏加快、血压下降。②腹部检查：可有一侧下腹部压痛，伴有腹膜刺激征。腹腔内出血多时叩诊移动性浊音阳性。③妇科检查：阴道后穹隆饱满、触痛，宫颈剧痛，宫体稍大，有漂浮感，多数患者于子宫一侧可扪及包块，质地软，边界不清，触痛明显。

二、治疗

（一）期待疗法

期待疗法是指对部分低危输卵管妊娠患者不进行任何特殊医疗手段干预，只密切动态地观察症状、体征、血 β-hCG、孕酮水平、B 超等变化，以等待其自然痊愈。

由于输卵管的内膜条件和肌壁血供远不如子宫，输卵管妊娠时胚胎着床部位不良，孕早期有更多胚胎可因血供营养和激素支持不足而死亡，没有任何症状或症状轻微而自然吸收、消失。部分未破裂的输卵管妊娠也可能经历这一转归过程，不出现明显的临床表现而自行痊愈。基于这种设想，临床医生于是对部分低危输卵管妊娠患者就试用期待治疗。异位妊娠期待疗法的自然痊愈率为 57%～67%，但观察期间有 33%～43% 的患者改行药物或手术治疗。由于期待疗法不同于其他处理，因此选择病例应严格。因此，凡同时具备下列条件的异位妊娠患者可先行期待治疗。

①无症状或仅有轻微症状，生命体征稳定，无输卵管妊娠破裂的征象。

②附件妊娠包块平均直径＜4cm，无心管搏动。

③血 β-hCG 水平初值低于 1000U/L，且有逐渐下降趋势者（24～48 小时下降＞15%）。

④血孕酮水平 6.4μg/L。

⑤估计子宫直肠凹积液在 100mL 以内。

⑥有较好随诊条件。

但需注意经期待治疗，如临床症状持续稳定，血 β-hCG 和孕酮水平接近或恢复正常，B 超检查提示妊娠包块无增大或缩小甚至消失，为期待疗法成功的表现；若临床症状变得明显或又出现新的临床表现，腹痛加剧或发热，血β-hCG 和孕酮水平持续下降甚至上升，超声检查提示妊娠包块增大或出现心管搏动，腹腔内出血增加，为期待治疗失败的征象，应及时果断改行药物治疗或手术治疗。值得注意的是，有些血β-hCG 水平接近正常的患者，仍有发生病灶破裂内出血的可能，而且一旦破裂，往往病情严重。因此，对血β-hCG 水平较低的患者仍不能放松警惕，告知她们应继续在门诊随访，直至月经恢复、包块消失或基本消失。

（二）药物疗法

1. 药物保守治疗的选择条件

目前，输卵管妊娠的药物保守治疗仍处于临床探索发展阶段，临床医生对药物治疗所掌握的经验也深浅不一。因此，治疗成功的关键在于严格选择治疗对象，恰当掌握药物治疗适应证。由于治疗输卵管妊娠的药物较多，且每种药物使用的指征不尽相同，均有各自的适应范围。但就治疗原则来说，药物保守治疗的选择条件须具备以下几项。

①输卵管妊娠未破裂型或早期流产型，无明显腹痛和腹腔内出现征象，生命体征稳定。

②妊娠包块平均直径＜5cm，最好无心血管搏动。

③血β-hCG 水平＜5000IU/L。

④子宫直肠凹积液深度＜3cm。

⑤血常规及肝、肾功能正常。

上述条件需每项符合，否则为药物治疗禁忌证。

由于药物治疗可以避免手术治疗的麻醉和手术风险及术中、术后并发症，避免了因手术造成的输卵管壁的损伤、瘢痕及周围组织器官的粘连，故药物治疗具有安全、方便、无创、费用低廉和治疗后输卵管复通率及妊娠率高于经腹或腹腔镜保守性手术等优点；其治愈率达 85% 以上，在有生育要求的年轻妇女输卵管妊娠非手术治疗中占有重要地位。因此，药物治疗已成为目前输卵管妊娠治疗中的主要手段之一。目前，世界各地采用治疗异位妊娠的药物有氟尿嘧啶（5-FU）、前列腺素、更生霉素、顺铂、50%GS、氯化钾、米非司酮（RU-486）及天花粉等，但根据目前文献报道，采用 MTX 效果最佳。

2. 药物种类

（1）MTX

MTX 是一种叶酸拮抗剂，它通过与细胞内二氢叶酸还原酶的结合，阻断二氢叶酸转化为具有生物活性的四氢叶酸，导致嘌呤和嘧啶的合成受抑制，从而干扰 DNA、RNA 及蛋白质合成和胚胎滋养细胞分裂，以致胚胎死亡。如在给予 MTX 后 24 小时再给予四氢叶酸解救，则可越过 MTX 所造成的酶阻断作用，减少 MTX 对正常细胞的细胞毒作用。MTX 治疗的安全性已通过大剂量治疗妊娠滋养细胞肿瘤而得到证实，它不诱发其他肿瘤，也不致增加以后妊娠流产率和畸胎率，对娩出婴儿的智力和体力发育均无不良影响，故采用小剂量 MTX 治疗异位妊娠无明显不良反应，也无远期不良后果，因而是安全可靠的。

MTX 治疗异位妊娠的适应证为：A. 患者血流动力学稳定；B. 子宫附件包块直径＜ 4cm，无明显破裂；C. 肝肾功能正常，红细胞、白细胞、血小板计数在正常范围内；D. 血 β –hCG ＜ 5000IU/L。对 B 超下有胎心搏动明显或内出血多、一般情况差、输卵管大范围已破坏、盆腔感染者，不宜行保守性药物治疗。

MTX 给药方法也在不断改进，早期的文献均为静脉注射全身给药法，此后发展了更多的给药方案：根据给药途径、给药剂量、给药次数等给药方法的不同，MTX 的给药途径可有全身给药包括口服、静脉注射和肌内注射；局部给药包括腹腔镜、宫腔镜直视下给药，B 超引导下给药、放射介入经血管注药和经宫颈输卵管插管注药；MTX 的给药剂量和给药次数有小剂量多次给药和大剂量一次性冲击给药。

① MTX 全身给药。

A. BMTX 口服：0.4mg/（kg·d），5 天为一个疗程，一般用量为 20 ~ 25mg/d。口服小剂量 MTX 可杀灭残留的滋养细胞，但由于毒性作用较大，胃肠道反应大，临床较少应用，仅用于输卵管妊娠保守性手术失败后的持续性异位妊娠的辅助治疗及保守性手术后的预防性治疗。

B. MTX– 甲酰四氢叶酸（CF）方案：CF 可逆转 MTX 的毒性作用，从旁路越过 MTX 所阻断的代谢途径，起到解救作用，达到疗效好而毒性小的目的，为经典的给药方案。MTX 1mg/kg，疗程的第 1、3、5、7 天即隔日一次肌内注射或静脉注射；CF 0.1mg/kg，疗程的第 2、4、6、8 天隔日一次肌内注射。CF

的剂量为 MTX 的 1/10，MTX 与 CF 二者给药间隔时间为 24 小时，8 天为一个疗程，疗程间隔一般为 2 周。也可以根据患者血 β-hCG 的水平用药，以血 β-hCG 及孕酮水平下降情况决定给药次数，每日或隔日测定血 β-hCG 及孕酮水平，当 β-hCG 水平下降 ≥ 15% 及孕酮 < 1 ~ 1.5μg/L 时停药，这样可以减少给药次数。

C. 小剂量多次给药方案：MTX 0.4mg/（kg·d），肌内注射或静脉注射，一般用量为 20 ~ 25mg/d，5 天为一个疗程，疗程间隔一周，主要用于 β-hCG 水平较低的患者或持续性异位妊娠的二线治疗

D. 单次给药方案：MTX 50mg/m^2 或 1mg/kg，一次性肌内注射或静脉注射，根据 β-hCG 水平和体表面积或体重决定剂量，一般用量为 50 ~ 75mg，最大量不超过 100mg，若用药后 5 ~ 7 天，β-hCG 水平下降 < 15%，可重复给药一次。单次给药方案的疗效与 MTX-CF 方案相近，且不用 CF 解毒，疗程时间又短，是目前临床较常选择的方案之一，也可用作保守性手术和局部给药的预防性或补充性治疗，成功率为 86% ~ 94%。

② MTX 局部给药。

A. 腹腔镜下孕囊注射给药方案：腹腔镜直视下，向孕囊穿刺注射溶液 2 ~ 4mL 50% 高渗葡萄液或生理盐水的 MTX 25 ~ 50mg。优点是除了药物治疗作用外，对胚胎也有机械损伤作用，还可以在直视下进一步明确诊断；缺点是需经创伤性手术途径给药，已失去药物保守治疗的意义，若仅为局部给药目的，目前临床少用，只作为腹腔镜保守性手术的补充治疗。

B. 宫腔镜下输卵管插管注射给药方案：为目前临床推荐的常用局部治疗手段之一。

C. B 超引导下注射给药方案：在腹部或阴道 B 超监视引导下，经腹壁或阴道后穹隆穿刺注射，先抽出胚囊内液体或其他内容物，再将溶于 2 ~ 4mL 50% 葡萄糖液或生理盐水的 25 ~ 50mg MTX 注入胚囊内。该方法比较简单，但注射准确性较差，有可能误注其他部位而引起邻近组织损伤。

D. 放射介入子宫动脉注射给药方案：输卵管血液供应主要来自子宫动脉，少量来自卵巢动脉分支。随着放射介入治疗技术的发展，利用数字减影血管造影（DSA）设备，超选择性向子宫动脉插管注药已为成熟的技术。

E. 放射介入输卵管插管注药方案：在电视透视 X 线监视引导下，经同轴

导管选择性向患侧输卵管插管，接近或插入病灶，注射 MTX 40 ~ 50mg。文献报道成功率达 85.71%，优点在于有穿刺、液压及药物治疗的联合作用。

F. 经宫颈输卵管盲插给药方案：用同轴导管系统的弯头记忆导管，向病灶侧宫角插管，注射 MTX 25 ~ 50mg，该方法不需要特殊设备，但要有一定经验者才能完成操作。

③注意事项。

A. 反应性血 β-hCG 升高：部分患者用药后 1 ~ 3 天血 β-hCG 水平较治疗前升高，出现血 β-hCG 水平"反弹"现象，可能与滋养细胞死亡、细胞内大量 β-hCG 释放到血液有关，并非治疗失败的表现，4 ~ 7 天时会自然下降，无须急于干预。

B. 反应性腹痛：用药后 1 周左右，约半数以上的患者出现一过性腹痛，多于 4 ~ 12 小时可自行缓解。可能与输卵管妊娠流产或胚胎死亡剥离有关，故也称"剥离痛"，并不是非手术治疗失败的表现。更不要误认为治疗失败而行手术干预，但应注意与妊娠包块破裂致内出血进行鉴别。故非手术治疗观察期间，禁服止痛剂。MTX 治疗时，也不应服含叶酸的维生素。

C. 妊娠包块增大：由于 MTX 的作用使滋养细胞变性、坏死，胚胎和绒毛组织脱落，可引起病灶出血形成血肿，致妊娠包块较治疗前增大。一般来说 4 ~ 5cm 的包块可在较短时间内自行吸收，但 6cm 以上的包块则需行手术清除，否则易引起盆腔感染粘连。

D. 输卵管妊娠破裂：在 MTX 的作用下，妊娠病灶可发生变性、退化，甚至破裂、出血，若出血不止，引起内出血表现，出血多者应改行急症手术治疗。病灶破裂的严重程度与血 β-hCG 水平无明显相关性。

E. MTX 的药物毒性作用：虽然为 MTX 非肿瘤治疗剂量，但由于个体对 MTX 耐受性的差异，最常见的不良反应有胃炎，发生率为 24%，口炎为 35%，其次为血白细胞和血小板下降，肝功能损害，皮疹，脱发等药物毒性作用，虽然严重不良反应未见，但有个例发生完全和不可逆的秃发及肺炎，尤其是多次全身给药者反应会更甚，应给予相应治疗，对不能坚持继续用药的患者，应及时果断改行手术治疗。而 MTX 全身治疗不良反应的发生率（21%）大于局部治疗的发生率（2%）。

F. MTX 的溶解度极高。宜采用高浓度低容量给药，肌内注射和局部注射一般不超过 5mL，静脉注射一般为 20mL。

④疗效评价。

A. 成功率：随着 MTX 在临床上的普遍应用，已经改变了输卵管妊娠的治疗模式，由传统的以手术为主的治疗手段，转变为以药物为主的治疗方法。综合多篇文献报道，MTX 保守治疗输卵管妊娠的总体成功率在 76% ~ 93%。其中，MTX 多次给药方案的平均成功率为 93%，单次给药方案的平均成功率为 86% ~ 94%，局部给药方案的平均成功率为 76%。经过长期的临床实践证明，MTX 口服和静脉给药的药物毒性作用较重，不是常用的给药方法，而肌内注射和局部给药已成为临床普遍认同的主流方案。

B. 生殖功能结局：据文献报道，MTX 治疗后的生殖功能结局基本与保守性手术相近。其中，全身给药方案的输卵管通畅率平均为 78%，宫内妊娠率平均为 59%，重复输卵管妊娠发生率平均为 7%；MTX 局部给药方案的输卵管通畅率平均为 80%，宫内妊娠率平均为 57%，重复输卵管妊娠发生率平均为 6%。

尽管 MTX 保守治疗的应用较为广泛，疗效也比较肯定，但是 MTX 治疗仍有一定的失败率。国内报告的失败率约为 11.1% ~ 19%。目前研究资料显示最初 β-hCG 水平、症状、TVUS 显示胚囊大小、血孕酮及胎心活动对治疗成功的预测作用都不太明显。近几年的研究表明，术前 48 小时 β-hCG 上升的速率与滋养细胞增殖活性相关。Ki-67 为反映细胞增殖的标志物，其增殖率不依赖于 β-hCG 的绝对值，而与细胞内 β-hCG 水平和 48 小时血 β-hCG 水平增高的速率直接相关，由此可以解释为 β-hCG 绝对值不为 MTX 治疗成功的可靠预后指标。有资料表明，最能反映胚胎活力和药效的参数有血清 β-hCG 值、治疗 3 天后血 β-hCG 值下降率和包块面积改变三项。当血清 β-hCG 值大于 10000IU/L 时，保守治疗应慎重；用药后 3 日，应根据血清 β-hCG 下降的速率和包块面积的改变进行评估，预见失败的可能性，从而采取针对性措施。

（2）氯化钾（KCl）

20%KCl 对胚胎有较大毒性，但它无抗滋养细胞活性的作用。最近在多胎妊娠（MP）或宫内外同时妊娠（HP）用 KCl 进行选择性减胎术或保守治疗异位妊娠成功的报道最多，主要是 KCl 局部应用较为安全，减少对 HP 的宫内妊娠的毒性作用。

（3）氟尿嘧啶（5-FU）

氟尿嘧啶应用在输卵管妊娠的药物疗法开始阶段。与 MTX 一样，5-FU 也是临床经常选用的药物之一。随着 MTX 药物治疗主导方案的形成，5-FU 的使用开始减少。

A. 作用机制：5-FU 为尿嘧啶环第 5 位的氢被氟取代后形成的氟化衍生物，是一种主要作用于 S 期的细胞周期特异性药物。经过机体代谢，产生两种生物活性物质，一是氟尿二磷酸，与 RNA 结合，干扰 RNA 的功能；另一种是通过尿苷激酶的作用，生成氟去氧一磷酸，能抑制胸苷酸合成酶活性，阻止鸟嘧啶脱氧核苷酸转变为胸腺嘧啶脱氧核苷酸，影响 DNA 的合成，最终抑制细胞增殖、分裂。5-FU 是对滋养细胞高度敏感的细胞毒性药物，可迅速抑制滋养细胞的增生，致使胚胎细胞变性、死亡。妊娠时滋养细胞处于增殖活跃状态，对 5-FU 更为敏感，因此，也可用于输卵管妊娠的治疗。与 MTX 一样，5-FU 在杀死胚胎的同时，对输卵管的正常组织无破坏作用，病灶吸收后仍可保持输卵管通畅。

B. 适应证同 MTX。

C. 给药方法为全身用药和局部用药。

给药，国内有用 5-FU 10mg/（kg·d）静脉注射滴注 5 ~ 10 天进行保守治疗（成功率 65%）的报道；也有在宫腔镜下行输卵管插管并缓注 5-FU 250mg 治疗（88%）或在 B 超监测下自后穹隆穿刺向孕囊注入 5-FU 500mg 治疗（80%）的报道。

但不像 MTX 保守疗法有 CF 解救，药物的不良反应一般能够耐受，而 5-FU 药物保守疗法至今没有有效的解救药物，机体的不良反应较重，如骨髓抑制、伪膜性肠炎、口腔黏膜溃疡、变态反应以及肝肾功能损害等，应严密观察，及时采取对症治疗措施。故目前临床应用较少。

（4）更生霉素

更生霉素（KSM）在国外称放线菌素 D（Act-D），是抗肿瘤的抗生素类药物，作用机制为嵌入 DNA 双螺旋链中，抑制 RNA 多聚酶的功能。影响 mRNA 及蛋白质的合成，从而抑制滋养细胞的生长、繁殖。因此，也是对滋养细胞高度敏感的药物，可适用于输卵管妊娠的治疗。适应证基本同 MTX 和 5-FU。给药方案：KSM 0.5mg 加入 5% 葡萄糖液 500mL 中静脉滴注 2 小时，每天 1 次，连用 5 天为一个疗程，必要时间隔 1 周给予第二个疗程治疗。同样应注意治疗期间的骨髓抑制和消化道反应等药物的毒性作用。由于报道的例数不多，确切疗效难以评价。

（5）顺铂

用顺铂（DDP）30mg 加生理盐水 250mL 静脉注射滴注，辅以灭吐灵、利尿剂，根据 β-hCG 的变化，酌情重复使用。同样由于报道的例数不多，确切疗效难以评价。

（6）米非司酮

米非司酮又称 RU486。利用其孕激素受体拮抗作用，最初仅用于抗早孕治疗。在 20 世纪 90 年代末，人们发现米非司酮对异位妊娠的治疗也有一定效果，于是就拓展到异位妊娠的治疗领域。经过对异位妊娠治疗近 10 年的临床实践，米非司酮已成为输卵管妊娠治疗中一种常用药物。

①作用机制：米非司酮是 19 去甲睾酮的衍生物，系孕激素受体拮抗药，与孕激素受体的亲和力为内源性孕酮的 5 倍，其本身无孕酮样作用，在分子水平上与内源性孕酮竞争结合受体，产生较强的抗孕酮作用，使子宫内膜和输卵管内膜失去孕激素的支持作用，引起滋养细胞、绒毛组织及蜕膜变性。一方面由于滋养细胞变性、退化，使血 β-hCG 水平下降，妊娠黄体得不到支持而萎缩，另一方面使胚胎组织血供减少。在两者协同作用下，最终导致依赖于妊娠黄体发育的胚胎停止发育、死亡而流产，局限在输卵管内吸收。

米非司酮抗孕激素作用的靶组织主要是含有高密度孕酮受体的蜕膜组织，故单用米非司酮，不加米索前列醇，不会引起输卵管平滑肌的强烈收缩而导致妊娠输卵管的破裂，因而米非司酮也是一种治疗输卵管妊娠安全、有效的药物。

②适应证。

A. 米非司酮单独用药主要适合于轻症输卵管妊娠患者，即输卵管妊娠未破裂型；无明显内出血，生命体征稳定，血 β-hCG 水平较低，一般 < 300U/L；妊娠包块 < 3cm，无肝、肾功能障碍，无肾上腺皮质功能减退的患者。

B. 目前临床应用更多的是米非司酮作为其他药物保守治疗的辅助治疗，如最常见的为米非司酮与 MTX 联合用药，其次为米非司酮与 5-FU 联合用药，米非司酮与中医中药联合治疗等。

③给药方法：由于输卵管部位的孕激素受体远少于子宫内膜，加之输卵

管妊娠部位的血供也远不如宫内妊娠胚胎，输卵管妊娠病灶对米非司酮药物作用的敏感性较差。因此，米非司酮治疗输卵管妊娠的一般用药剂量应为抗早孕治疗剂量的 4 倍，即 100mg，每 12 小时一次，上午 9 时和晚上 9 时各口服一次，连用 3 天，总量为 600mg。

④注意事项：用药期间一般无明显不良反应，偶有恶心、呕吐、头晕及肝功能受损等不良反应；因米非司酮对肾上腺糖皮质激素受体也有拮抗作用，部分患者可出现短暂的肾上腺皮质功能减退的表现，如怠倦乏力、食欲缺乏、表情淡漠、头晕、眼花、低血糖症状等，但随着药物作用的消失，这些症状会自然好转，仅为一过性，无须特殊处理。

⑤疗效评价：米非司酮单独用药治疗输卵管妊娠的成功率平均为 90%；米非司酮联合其他药物治疗输卵管妊娠可显著提高疗效，有协同或相加的治疗作用，据文献报道，治疗成功率可提高 47.31%。因此，在输卵管妊娠的药物治疗中，米非司酮联合其他药物的治疗方案值得临床选用，特别是米非司酮与 MTX 的联合用药方案，是目前妇产科临床对输卵管妊娠最常使用的首选治疗方法。

（7）高渗葡萄糖液

有学者对未破裂的输卵管妊娠 60 例注入 50% 葡萄糖 5 ~ 20mL 至输卵管明显膨胀或液体自伞端流出为止，治疗成功 22 例，其中血清 β-hCG ≤ 2500IU/L 的成功率为 98%，而 β-hCG > 2500IU/L 的成功率为 60%。

3．药物治疗的监测指标

在输卵管妊娠药物保守治疗过程中，既要严密观察药物的治疗效果，及时发现持续性输卵管妊娠和输卵管妊娠病灶破裂，也要注意药物的不良反应，以达到药物治疗安全、有效的目的。因此，要严密监测临床征象、血 β-hCG 和孕酮水平、B 超检查情况及药物不良反应等指标。

（1）临床征象

观察患者的腹痛、阴道出血等自觉症状，体温、脉搏、血压等生命体征，腹部压痛、反跳痛、移动性浊音等内出血征象。用药后最初几日内，由于药物作用使滋养细胞坏死、溶解，胚胎与输卵管壁剥离，妊娠物流产至腹腔内，刺激腹膜，或由于药物治疗引起输卵管炎症反应，部分患者可能出现腹痛或腹痛加重，为反应性腹痛，短期内能自行缓解，无须特殊处理，但应与病灶破裂引起的内出血进行鉴别。药物治疗起效后，原来无阴道出血的患者发生阴道出血，或少量阴道出血的患者出血量增加，是由于子宫蜕膜得不到雌、孕激素支持而引起的脱落、出血，为胚胎死亡或接近死亡的表现。出现发热者，除了药物作用因素外，还应排除继发感染，尤其是行穿刺、诊刮等有创操作或病灶局部注射给药的患者，更应注意感染征象，必要时应给予抗感染治疗。出现脉搏加快，血压下降，腹部压痛、反跳痛，甚至有移动性浊音者，提示有内出血可能，应及时行腹腔穿刺或超声检查，内出血较多者，及时果断改行急症手术治疗，以免延误病情。

（2）血 β–hCG 及孕酮水平

用药后应定期监测、动态观察血 β–hCG 及孕酮水平。一般在疗程结束后第 3 天和第 7 天行第 1 次和第 2 次血 β–hCG 及孕酮水平测定，以后每周一次测定血 β–hCG 及孕酮水平，必要时增加测定次数。如血 β–hCG 水平每次测定下降 ≥ 15% 为治疗有效的表现，应定期测定至正常或接近正常为止。用药后第 2 次测定血 β–hCG 水平比第 1 次下降 < 15%，全身给药治疗者则应给予第二个疗程，局部注射治疗者则行全身用药补充治疗。部分患者在用药后数天内血 β–hCG 水平较用药前有上升趋势，为 β–hCG 的反应性升高，并非治疗无效，不要急于干预，可短期观察。血 –β hCG 水平降至正常所需时间与治疗前 β–hCG 水平有关，β–hCG 水平越高，恢复正常所需时间越长。值得一提的是病灶破裂的概率与血 β–hCG 水平并非完全成正比，当血 β–hCG 水平较低时，仍有发生输卵管妊娠病灶破裂的可能，而且一旦破裂，往往病情较重。定期测定血孕酮水平至 < 1 ~ 1.5ng/mL 时，为治疗成功的指标之一，可停止孕酮测定。需要注意的是，血 β–hCG 的半衰期为 37 小时，测得的血 β–hCG 结果反映的并不是取血当日的滋养细胞活性；而血孕酮的半衰期仅为 10 分钟，测得的血孕酮水平基本上反映了取血当时的妊娠黄体或绒毛组织的功能状态。因此，血孕酮水平是一个更加敏感的指标，对疗效监测可能更有价值。

（3）B 超检查

一般在疗程结束后一周行治疗后第 1 次 B 超检查，以后每 1 ~ 2 周检查一次，必要时增加检查次数，甚至行急症 B 超检查，以观察妊娠包块的消长情况和测量子宫直肠凹或腹腔积液深度，估计内出血量。妊娠包块消失所需的时间往往与初始包块的直径大小成正比，有些患者在 β–hCG 转阴后包块仍继续存在，短时间内包块的存在不能定义为治疗失败，但应定期 B 超复查至包块消失为止。

（4）药物不良反应

用于输卵管妊娠保守治疗的大多数药物均会引起不同程度的不良反应，尤其是目前较为常用的 MTX 等细胞毒药物更是如此。主要表现为消化道反应如恶心、呕吐、腹泻，骨髓抑制如血白细胞和血小板下降，肝、肾功能损害，口腔溃疡，疲劳，脱发，皮疹等，必须严密观察。不良反应的发生率为20% ~ 30%，多数为轻度一过性，停药后可自行恢复，不需特殊处理；少数呈现中度甚至严重不良反应，应及时停药，改行其他方法治疗。一般而言，局部用药的给药剂量较小，不良反应发生率和严重程度均低于全身用药。降低药物不良反应损害程度的关键在于详细了解每种药物的作用机制及其代谢过程，可能出现的不良反应及其相应处理措施，以确保用药安全、有效。

4. 药物治疗患者出院的标准

药物治疗后是否可以出院的标准，可因各个医院的习惯和患者的随访条件不同而略有差异。一般来说，具体标准为：输卵管妊娠本身和药物不良反应的症状及体征消失；血 β–HCC 水平接近正常；血孕酮水平< 1 ~ 1.5ng/mL；妊娠包块消失、缩小或稳定不变。出院后仍应每 1 ~ 2 周一次测定血 β–hCG 水平和 B 超检查，只有到血 β–hCG 转阴和正常月经恢复，才算真正治愈。

5. 局部用药与全身用药的比较

选择局部治疗还是全身用药有不同意见。一般认为，全身给药虽然简单方便，但病灶局部药物浓度低，疗效较差，疗程时间长，用药剂量大，药物不良反应发生率高；局部用药与全身用药相比，病灶局部药物浓度高，疗效较确切，疗程时间短，用药剂量小，药物不良反应轻。因此，局部药物注射疗法有可能改变今后输卵管妊娠的治疗模式，使输卵管妊娠从以手术为主进行治疗的疾病变为以药物注射为主进行治疗的疾病。

但也有学者认为，经过药代动力学实验证实，两种给药途径的最大血浆浓度近似，局部给药的成功率并不比全身给药者高，且局部给药须在内镜、B 超、放射等介入条件下完成，需要一定的设备和技术，优越性其实并不突出。

（三）保守性手术

1. 剖腹手术

①输卵管线切开取胚术：适宜输卵管腹部妊娠。在胚囊种植的输卵管系膜，沿输卵管长轴切开输卵管的各层组织，长度为 2cm，取净妊娠物，仔细止血，输卵管切口可缝合或不缝合。

②输卵管伞端妊娠囊挤出术：适宜胚囊位于或近于输卵管伞端。沿输卵管走行轻轻挤压输卵管，将妊娠囊从伞端挤出。

③部分输卵管切除 + 端端吻合术：分离输卵管系膜，将胚囊种植处的部分输卵管切除，用显微技术行端端吻合术。

由于其手术创伤较大，术中易引起盆腹腔粘连，且随着腹腔镜技术提高，目前已较少使用。

2. 腹腔镜下手术

适应证：

①凡临床怀疑输卵管妊娠者均可以通过腹腔镜检查明确或排除诊断，并可在诊断的同时进行恰当的手术治疗。

②经临床检查、血 β–hCG 测定、B 超检查或后穹隆穿刺等基本明确输卵管妊娠诊断，应立即进行腹腔镜检查和手术治疗。

③腹腔镜手术治疗输卵管妊娠的具体术式应根据患者的生育要求、血流动力学状况、血 β–hCG 数值的高低、妊娠部位，输卵管是否破裂及其破裂的程度、对侧输卵管状况等具体情况而定。

A. 输卵管切开取胚术在胚囊种植的对侧输卵管系膜，与输卵管长轴平行作"内凝"形成一约 2 ~ 3cm 长的"内凝带"，用微型剪剪开输卵管管腔，用高压的冲洗头冲洗切开的输卵管管腔，让妊娠物自动剥离管壁，放入取物袋，取出腹腔。仔细止血，输卵管切口可缝合或不缝合，放置腹腔引流管。尽量不要用冲洗头吸引，减少对输卵管的损伤，同时也可减少出血。另外在剪开的输卵管系膜处注射少许垂体后叶素可明显减少出血。

B. 输卵管妊娠孕产物吸出术适宜胚囊位于或近于输卵管伞端。暴露患侧输卵管，用负压吸管自伞端口吸出近于伞端的妊娠物，仔细止血，放置腹腔引流管。

C. 腹腔镜下孕囊注射。

D. 腹腔镜下输卵管部分切除后行端端吻合术，当输卵管妊娠发生在峡部时，腹腔镜下切除受累部位的输卵管直接端端吻合和输卵管切开术一样，可供治疗选择。由于该术式切除了病灶种植部位，致使不再发生持续性异位妊娠；另一个目的是重建一个较正常的输卵管结构。但需注意的是，这个解剖上的重建是一个需要有专业技术和费时的过程，并且需要具有丰富的显微外科经验的医师进行，临床应用较少。

E. 宫角切开取胚胎加缝扎术主要用于间质部妊娠且孕囊直径＜ 3cm 者，先用 30% 垂体后叶素约 10mL 注入孕囊周围组织，用微乔一号线 8 字缝扎于孕囊周围宫角组织。用电凝切开孕囊表面，尽量钳去胚胎组织，用生理盐水冲洗创面，如有出血可用单极或双极电凝止血，再拉紧结扎缝线止血，注意不要把输卵管腔封闭。局部注射 MTX 50mg。

第三节　其他妊娠疾病的诊疗

一、早产

早产是围生医学中的一个重要、复杂而又常见的妊娠并发症。因其围生儿的发病率、病死率和后遗症较足月者显著升高而成为一个世界性的卫生问题。妊娠在孕 28 ~ 37 周分娩者称为早产，其发生率为 5% ~ 15%。随着感染和助孕技术的增加，早产发生率呈上升趋势。目前，有关早产的诊断和治疗也在不断地进步，早产儿的存活率已得到明显的改善，但其严重的远、近期后遗症给社会和家庭造成了极大的负担，同时还增加了残疾儿的比例。因此，早产一直是产科的难点和热点问题，有效地控制和降低早产率，提高新生儿的生存质量，也是产科医生努力研究的方向。早产的预测是预防早产、改善新生儿预后的关键。同时，对先兆早产的孕妇进行早期治疗，也可以有效地降低早产发生率。

（一）病因

1. 常见诱因

①宫内感染，常伴发胎膜早破，绒毛膜羊膜炎，30% ~ 40% 的早产与此

有关；②下生殖道及泌尿道感染，如 B 族链球菌、沙眼衣原体、支原体的下生殖道感染，细菌性阴道病及无症状性菌尿、急性肾盂肾炎等；③妊娠并发症及合并症，如妊娠期高血压疾病、妊娠肝内胆汁淤积症、妊娠合并心脏病、慢性肾炎等；④子宫膨胀过度或者子宫畸形，如双胎妊娠、羊水过多、纵隔子宫、双角子宫等；⑤胎盘因素，如前置胎盘、胎盘早剥；⑥宫颈内口松弛。

2. 高危因素

①早产史；②晚期流产史；③年龄＜18 岁或＞40 岁；④患有躯体疾病和妊娠并发症；⑤体重过轻（体重指数≤18）；⑥无产前保健，经济状况差；⑦吸毒或酗酒者；⑧孕期长期站立，特别是每周站立超过 40 小时；⑨有生殖道感染或性传播感染高危史，或合并性传播疾病，如梅毒等；⑩多胎妊娠；⑪助孕技术后妊娠；⑫生殖系统发育畸形。

（二）诊断

1. 临床表现（首先核实孕周）

（1）症状

①主诉：阵发性腹痛，腹胀，少许阴道出血或流液；②既往史：既往有早产史或晚期流产、产伤史等病史，存在引起早产的高危因素及诱因。

（2）体检

早产临产可扪及较规律宫缩，肛查或阴检发现宫颈管缩短或宫口扩张；即妊娠晚期出现规律宫缩（每 20 分钟 4 次或每 60 分钟 8 次），同时伴有宫颈的进行性改变（宫颈容受性≥80%，伴宫口扩张 2.0cm 以上）。

2. 辅助诊断

（1）胎心监护

了解宫缩有无及强弱，胎心音有无异常，是否存在减速，了解早产儿对宫缩的耐受情况。

（2）超声检测宫颈长度及宫颈内口有无开大

利用宫颈长度预测早产应首选经阴道测量，但在可疑前置胎盘、胎膜早破及生殖道感染时，应选择经会阴测量或经腹测量。妊娠期宫颈长度的正常值：经腹测量为 3.2～5.3cm、经阴道测量为 3.2～4.8cm、经会阴测量为 2.9～3.5cm。对先兆早产孕妇或具有早产高危因素孕妇的早产预测认为，宫颈长度＞3.0cm是排除早产发生的较可靠指标。对有先兆早产症状者应动态监测宫颈长度。

漏斗状宫颈内口可能是暂时的，伴有宫颈长度的缩短才有临床预测意义。但如测得宫颈内口漏斗长度大于宫颈总长度的25%或功能性宫颈管长度<3cm，提示早产的可能性大，应给予治疗。

（3）阴道穹隆分泌物中胎儿纤维连接蛋白（fibronectin）的测定

fFN为糖蛋白，由羊膜、蜕膜和绒毛膜合成分泌，对胎膜起到黏附作用。正常妊娠20周前阴道穹隆分泌物中可以呈阳性改变，但妊娠22～35周阴道穹隆分泌物中应为阴性、孕36周后可以为阳性。孕24～35周有先兆早产症状者如果fFN阳性，预测早产的敏感度为50%左右，特异度为80%～90%。1周内分娩的敏感度为71%，特异度为89%。孕24～35周有先兆早产症状，但fFN阴性，1周内不分娩的阴性预测值为98%，2周内不分娩为的概率为95%。其重要意义在于它的阴性预测值和近期预测的意义，对多胎妊娠同样适用。

（4）宫颈长度和fFN检测的联合应用

有先兆早产症状、胎膜早破、宫颈长度<3.0cm者可进一步检测fFN，如果fFN阳性，则早产风险增加。注意事项：fFN标本易受污染造成假阳性，检测前不能行阴道检查及阴道超声检测，24小时内禁止性交，避免阴道出血和子宫收缩。

（5）确诊早产后，进一步进行病因分析，对正确选择治疗方法十分重要

通常采用的方法有，①B型超声检查：排除胎儿畸形，确定胎儿数目及多胎妊娠类型、明确胎儿先露部、了解胎儿生长状况及宫内安危、排除死胎、估计羊水量，排除前置胎盘及胎盘早剥等。②阴道窥器检查及阴道流液涂片：了解有无胎膜早破。③宫颈及阴道分泌物培养：排除B族链球菌感染及沙眼衣原体感染。④羊水检查：胎膜早破者可抽取羊水送细菌培养，排除绒毛膜羊膜炎，检测卵磷脂、鞘磷脂比值或磷脂酰甘油等，了解胎肺成熟度。

（三）治疗

1. 抑制宫缩

目前，应用于临床的宫缩抑制药分为6大类，包括β受体激动药（代表药物为利托君、特布他林和沙丁胺醇）、硫酸镁、缩宫素受体拮抗药（代表药物为阿托西班）以及钙离子通道阻滞药（代表药物为硝苯地平）、前列腺合成酶抑制药（代表药物为吲哚美辛）以及一氧化氮供体（代表药物为硝酸甘油）。

国内使用硫酸镁（＜20 孕周）和利托君（＞20 妊娠周）较多。硫酸镁负荷剂量是 5g/30min，然后 1.5 ～ 2.0g/h 维持，直至宫缩被抑制后再维持 10 ～ 24 小时，当血镁浓度达到 2.0 ～ 3.5mmol/L 时，可有效抑制宫缩。缩宫素受体拮抗药，能与缩宫素竞争受体而抑制宫缩，疗效较好且不良反应小，因其高效性和特异性是目前被认为最理想、最有前途的药物，代表药物是阿托西班，商品名为依保，为合成多肽，是子宫内蜕膜及胎膜受体的环状肽缩宫素竞争性拮抗药，有恶心、呕吐、头痛等不良反应，但与 β 受体激动药相比，其不良反应明显减少。宫缩抑制药虽然种类较多，但依据循证医学的原则评价认为，所有的宫缩抑制药均有不同程度的不良反应，不宜长期应用，只能暂时抑制宫缩 48 小时至 10 天，以便给促胎儿肺成熟提供机会。

目前国内常用的一种宫缩抑制药为利托君，又称羟氨苄羟麻黄碱，商品名有安宝和柔托巴，属 β_2- 肾上腺素受体兴奋药，是唯一被美国食品与药品管理局（FDA）批准用于抑制宫缩、预防早产的药物，在欧洲许多国家广泛应用。但加拿大的早产研究表明，与安慰剂相比，并不能明显改善围生儿的病死率和延迟分娩，不良反应多，心血管患者尤应慎用，其最严重的并发症是肺水肿。利托君的作用机制：一种高选择性 β_2 受体激动药，作用于子宫平滑肌细胞膜受体，激活腺苷酸环化酶，抑制钙释放，从而抑制宫缩，改善胎盘灌流。研究结果表明，该药较硫酸镁抑制宫缩作用强，显效快，能有效延长孕周，减少宫缩复发，使胎儿有较长的时间生长发育，以赢得促胎肺成熟的时间，从而减少新生儿的患病率及病死率。由于硫酸镁抑制子宫肌活动作用温和，显效慢，不能立即有效地抑制宫缩，故用药后 24 小时内的早产发生率明显高于安宝组。而且硫酸镁治疗的有效浓度非常接近其中毒浓度，治疗时较难掌握和调控。但安宝的安全阈值较宽，宫缩抑制与心血管反应可平衡调节，少量 β 受体激动作用常导致孕妇心率增快，但 β 受体衰减效应会使母胎心率趋于平稳，一般患者在静脉应用后 1 ～ 2 小时后可耐受，真正因此不良反应而需要停药的孕妇仅占安宝治疗的 3.3%，当心率为 100 ～ 120 次 /min 时宫缩会得到很好的抑制。因此，学者认为安宝是治疗先兆早产非常有效的药物之一，但应严格掌握适应证及禁忌证，从低剂量开始，应用过程应加强监测。

2. 抗生素

感染是早产的主要原因。前瞻性研究表明，对于胎膜完整的先兆早产者常规应用抗生素并不能降低早产发生率。因此，目前并不主张对胎膜完整的先兆早产孕妇常规应用抗生素。

3. 预防新生儿呼吸窘迫综合征（NRDS）

早产是新生儿病死率和发病率最重要的因素，其发生率为 5% ~ 15%，占围生儿死亡率（除外胎儿畸形）的 3/4。存活的早产儿，由于各器官发育不成熟，合并症极多。其中，新生儿呼吸窘迫综合征（NRDS）是早产儿最常见的合并症之一，其病因主要是肺表面活性物质（PS）缺乏。许多研究表明，产前应用糖皮质激素能有效地预防 NRDS 的发生和降低早产儿的病死率，近年来已被广泛用于早产的治疗中，但其用法和剂量目前尚不统一。肺表面活性物质在孕 22 ~ 24 周由肺 II 型细胞产生，孕 26 ~ 32 周肺表面活性物质仍分泌不足，但在孕 34 ~ 35 周，肺表面活性物质合成、分泌及肺泡内含量迅速增加，此时胎肺大多已成熟。目前认为孕周 ≥ 34 周，胎肺基本成熟，早产儿极少出现 NRDS，因此，建议此孕期产前不用糖皮质激素治疗，除非有胎肺不成熟的证据者才给予使用。有研究证实，孕周 ≥ 34 周、使用地塞米松者，其早产儿窒息率与未使用地塞米松者比较差异无统计学意义。但对于孕周 < 34 周、有早产风险者，临床无感染证据时，产前均可应用糖皮质激素。

二、胎盘早剥

胎盘早剥是指妊娠 20 周后或分娩期，正常位置的胎盘于胎儿娩出前，部分或全部从子宫壁剥离。是妊娠晚期的一种严重并发症，起病急、进展快，若处理不及时可危及母儿生命，围产儿死亡率为 20% ~ 35%，是无胎盘早剥的 15 倍。

胎盘早剥国外发病率为 1% ~ 2%，国内为 0.46% ~ 2.1%。妊娠晚期发生阴道流血者 30% 存在着胎盘早剥，胎盘早剥占所有出生儿的 1%。发生率高低与分娩后是否仔细检查胎盘有关。

（一）危险因素及发病机制

胎盘早剥的发病机制尚未完全阐明，其发病可能与以下因素有关。

1. 年龄和产次增加

年龄增加及产次增加均可增加胎盘早剥发病的风险，35 岁以上者发生胎盘早剥的风险增加。

2. 孕妇血管病变

子痫前期、子痫、肾性高血压合并妊娠等妊娠高血压疾病均可以导致胎盘早剥；妊娠高血压疾病者胎盘微血管发生广泛的痉挛，当底蜕膜螺旋小动脉痉挛或硬化，引起远端毛细血管缺血坏死以致破裂出血，血液流至底蜕膜层形成血肿，导致胎盘自子宫壁剥离。

3. 胎膜早破

有资料记载，胎膜早破并发胎盘早剥者占全部胎盘早剥的28.6%，胎膜早破并发胎盘早剥的发生率为2.77%，间断腰痛、血性羊水、胎心异常为常见的临床表现。胎膜早破并发胎盘早剥时围产儿的死亡率为12.5%。

4. 吸烟

国外有学者报道，吸烟是胎盘早剥的独立危险因素，妊娠妇女如果戒烟，则可将胎盘早剥的风险降低7%。

5. 孕前低体重

孕前体重指数（BMI）与胎盘早剥的发生有关，BMI < 18.5 的低体重者，妊娠中并发胎盘早剥的风险增加20% ~ 30%。相反，孕前肥胖者，只要在妊娠期间体重均匀增加，其发生胎盘早剥的风险会降低。

6. 血栓形成倾向

妊娠发生静脉血栓形成的危险度比正常状态高出2 ~ 4倍，如果妊娠的妇女携带有与易栓症相关的血栓形成因子，发生静脉血栓形成的危险度更会加剧。血栓形成倾向这一高凝状态可能损害胎盘的血液循环，更容易有血栓形成，严重的会有胎盘梗死，从而导致各种病理情况发生：胎盘早剥、流产、先兆子痫与胎儿宫内发育迟缓等。

7. 先前妊娠发生的早剥

前次妊娠有发生胎盘早剥病史者，该次妊娠再次发生胎盘早剥的风险增加；但是临床上对于胎盘早剥者再发风险的发生率不清。

8. 子宫肌瘤

子宫肌瘤合并妊娠者，在妊娠期间肌瘤可增大，并导致胎盘早剥等不良结局。

9. 创伤（如车祸）

外伤后，胎盘局部底蜕膜血管破裂，出血后形成血肿，如果血肿持续扩大，导致胎盘自附着的母体面剥离。

10．男胎儿者发生胎盘早剥的时间较早

男胎儿者较女胎儿者发生胎盘早剥的时间更早，但是具体机制未明。

11．子宫静脉压突然升高

妊娠晚期或临产后，孕产妇长时间取仰卧位时，可发生仰卧位低血压综合征。此时由于巨大的妊娠子宫压迫下腔静脉，回心血量减少，血压下降，而子宫静脉瘀血，静脉压升高，蜕膜静脉床瘀血或破裂，导致部分或全部胎盘自子宫壁剥离。

12．宫腔内压力骤减

双胎分娩时第一胎儿娩出过速，羊水过多时人工破膜后羊水流出过快，均可使宫腔内压力骤然降低而发生胎盘早剥。

（二）病理

胎盘早剥分为显性剥离、隐性剥离及混合性出血3种类型。胎盘早剥的主要病理变化是底蜕膜出血，形成血肿，使胎盘自附着处剥离。

1．显性剥离

若剥离面小，血液很快凝固，临床多无症状；若剥离面大，继续出血，形成胎盘后血肿，使胎盘的剥离部分不断扩大，出血逐渐增多，当血液冲开胎盘边缘，沿胎膜与子宫壁之间经宫颈管向外流出，即为显性剥离或外出血。

2．隐性剥离

若胎盘边缘仍附着于子宫壁上，或胎膜与子宫壁未分离，或胎头已固定于骨盆入口，均能使胎盘后血液不能外流，而积聚于胎盘与子宫壁之间，即为隐性剥离或内出血。由于血液不能外流，胎盘后积血越积越多，宫底随之升高。

3．混合性出血

当内出血过多时，血液仍可冲开胎盘边缘与胎膜，经宫颈管外流，形成混合性出血。偶有出血穿破羊膜而溢入羊水中，使羊水成为血性羊水。

4．子宫胎盘卒中

胎盘早剥发生内出血时，血液积聚于胎盘与子宫壁之间，由于局部压力逐渐增大，使血液侵入子宫肌层，引起肌纤维分离，甚至断裂、变性。当血液浸及子宫浆膜层时，子宫表面呈蓝紫色瘀斑，尤其在胎盘附着处更明显，称为子宫胎盘卒中。此时，由于肌纤维受血液浸润，收缩力减弱。有时血液渗入阔韧带以及输卵管系膜，甚至可能经输卵管流入腹腔。

（三）诊断

根据病情严重程度，胎盘早剥分为 3 度。

Ⅰ度：胎盘剥离面面积小，无腹痛或腹痛轻微，贫血体征不明显。腹部检查见子宫软，大小与妊娠周数相符，胎位清楚，胎心率正常。产后检查见胎盘母体面有凝血块及压迹即可诊断。

Ⅱ度：胎盘剥离面积为胎盘面积的 1/3 左右。主要症状为突然发生持续性腹痛、腰酸或腰背痛，疼痛程度与胎盘后积血量成正比。无阴道出血或流血量不多，贫血程度与阴道出血量不相符。腹部检查见子宫大于妊娠周数，子宫底随胎盘后血肿增大而升高。胎盘附着处压痛明显（胎盘位于后壁则不明显），宫缩有间歇，胎位可扪及，胎儿存活。

Ⅲ度：胎盘剥离面积超过胎盘面积的 1/2。临床表现重，可出现恶心、呕吐、面色苍白、四肢湿冷、脉搏细数、血压下降等休克症状，且休克程度大多与阴道出血量不成正比。腹部检查见子宫硬如板状，宫缩间歇时不能松弛，胎位扪不清，胎心消失。若患者无凝血功能障碍属Ⅲa，有凝血功能障碍者属Ⅲb。

1. 症状、体征

①产前出血：出血量不一，也可无阴道出血症状。②腹痛：集中于腹和腰骶部。子宫张力异常增加、子宫压痛。③血性羊水。④胎心变化：早期胎心增快，在失代偿阶段，反复胎心重度减速或消失。

2. 辅助检查

①B超：胎盘与子宫之间出现边缘性的液性低回声区，胎盘异常增厚或胎盘边缘"圆形"裂开。②实验室检查：全血细胞计数、凝血功能检查、肾功能等。

（四）鉴别诊断

①前置胎盘：无诱因、无痛性反复阴道出血为主要表现。

②先兆子宫破裂：子宫病理缩复环形成、下腹部压痛、胎心率异常和血尿，是先兆子宫破裂的四大主要表现。

③先兆早产，先兆临产，临产。

④妊娠合并内外科疾病：如妊娠合并阑尾炎、胰腺炎、泌尿系结石等情况。

（五）治疗

胎盘早剥的治疗应根据孕周、早剥的分级、有无并发症、宫口开大情况等决定。

监测产妇生命体征，发现休克表现应积极输血、补液，维持血液循环系统的稳定；有DIC表现应尽早纠正凝血功能障碍。使血红蛋白维持在100g/L，血细胞比容超过30%，尿量超过30mL/h。

1. 终止妊娠指征

①胎儿死亡。

②孕32周以上，胎儿存活，胎盘早剥Ⅱ级以上。

③保守治疗过程中，病情加重，出现胎儿窘迫。

2. 保守治疗指征

①孕32～34周，0～1级胎盘早剥者，积极促胎肺成熟。

②28～32周以及<28周级早产产妇，病情轻，母胎状态稳定，可保守治疗延长孕周。保守治疗过程中，密切监测早剥情况，一旦病情加重，应立即终止妊娠。分娩时机应仔细评价母胎风险、权衡母胎利益最大化。

3. 终止妊娠方式

（1）阴道分娩

胎儿已死亡，在评价产妇生命体征前提下为首选。

（2）剖宫产

①胎位异常如横位无法从阴道分娩者。

②32周以上，胎儿存活，Ⅱ级以上早剥，尽快手术，抢救胎儿。

③阴道分娩过程中，如出现胎儿窘迫征象或破膜后产程无进展者，应尽快手术。

④近足月者，胎盘早剥仅为0～1级者，病情可能随时加重，应考虑终止妊娠并以剖宫产分娩为宜。

第四章 儿科循环系统常见疾病诊疗

第一节 先天性心脏病

一、概述

先天性心脏病是心脏、大血管在胚胎早期发育异常或发育障碍所引起的心血管解剖结构异常的一组先天性畸形疾病。

先天性心脏病的发病率占存活婴儿的 0.4% ~ 0.8%，未经治疗者，约 34% 会在出生后 1 个月内死亡。由于复合畸形或病情严重者常在出生后早期夭折，各年龄阶段所见的先天性心脏病病种有所不同。据国内外资料统计，先天性心脏病死于新生儿期以大动脉转位为最多，其次是左心发育不良综合征及导管前型主动脉缩窄。各类先天性心脏病的发病情况以室间隔缺损最多见，再次为动脉导管未闭、法洛四联症和房间隔缺损等。

近年来，先天性心脏病的诊治研究取得很大进展。分子基因学和组织胚胎工程的研究为我们开启了一扇新的大门，利用基因检测对先天性心脏病进行遗传预测或早期诊断在未来成为可能；胚胎发育和组织工程学的研究也为先天性心脏病的自愈和同种组织瓣的移植等提供了启发性意义。心导管术、选择性心血管造影术的发展使心脏血管畸形诊断及血流动力学的检测更加完善。无创检查如超声心动图、磁共振及多层螺旋 CT 等影像技术的进步为先天性心脏病提供了更为便利、精确的诊断，减少了不必要的创伤。通过心导管关闭动脉导管、房间隔缺损及室间隔缺损，应用球囊导管扩张狭窄的瓣膜及血管等技术为先天性心脏病的治疗开辟了新的途径；而体外循环、深低温下心内直视手术的发展及带瓣管道的使用使得大多数常见的先天性心脏病根治术疗效大大提高，对某些复杂心脏畸形也能在婴幼儿期甚至新生儿期进行手术，尤其是内外科镶嵌治疗的开展将打破过去心内科和胸外科相对孤立的格局，在先天性心脏病的治疗上具有重要的里程碑意义。

（一）病因

近年来，随着遗传学、胚胎学、生物学、传染病学和代谢性疾病的研究逐步深入，人们对先天性心脏病的发病原因也有了较多的认识。但迄今为止多数先天性心脏病的病因尚不明了。目前认为，先天性心脏病的发生与遗传及环境因素影响有关。

1. 遗传因素

由单基因和染色体异常导致的各类先天性心脏病约占总数的15%，确定多种先天性心脏病的遗传学基础的研究正迅猛发展。已明确21-三体综合征的患儿有近40%合并心血管畸形，并以房室间隔缺损或房室通道型室间隔缺损最多见；13-三体综合征和18-三体综合征多合并室间隔缺损、房间隔缺损和动脉导管未闭畸形；先天性圆锥动脉干畸形的一个特异性遗传学病因是染色体22q11区的缺失。估计4000个活产儿中有1个发生22q11区的缺失，与其有关的心脏缺陷最常见于DiGeorge综合征，特异的心脏异常有肺动脉闭锁、法洛四联症、永存动脉干、右心室双出口等。

2. 环境因素

环境因素主要是宫内感染，特别是母孕早期易患病毒感染（如风疹、腮腺炎、流行性感冒、柯萨奇病毒感染等）。其他如放射线的接触、服用药物史（抗癌药、抗癫痫药等）、代谢紊乱性疾病（如糖尿病）以及妊娠早期酗酒、吸毒等。绝大多数先天性心脏病患者的病因可能是多因素的。

虽然引起先天性心脏病的病因尚未完全明确，但加强对孕妇的保健，特别是在妊娠早期积极预防病毒感染及避免上述一切不利因素，对预防先天性心脏病是有积极意义的。

（二）分类

临床可根据有无持续性发绀将先天性心脏病分为无发绀型和发绀型两大类，再结合病理解剖与肺血流量情况可将先天性心脏病分类如下。

1. 左向右分流型（无发绀型）

在左、右心腔或主、肺动脉间有异常通道，左侧压力高于右侧，左侧动脉血通过异常通道进入右侧静脉血中，引起左向右分流，以房间隔缺损、室间隔缺损、动脉导管未闭最多见。

2. 右向左分流型（发绀型）

右心腔或肺动脉内压力异常增高，血流通过异常通道流入左心腔或主动脉。以法洛四联症、大动脉转位最多见。

3. 无分流型

左、右两侧无分流，无发绀，以肺动脉狭窄、主动脉缩窄多见。

（三）诊断

1. 首先应先考虑有无心脏病

临床上出现发绀、充血性心力衰竭及粗糙响亮Ⅲ级以上心脏杂音伴震颤等表现均高度提示心脏疾病的存在。发绀出现在新生儿期尤应注意与呼吸道、中枢神经系统疾病及血红蛋白异常引起的发绀相鉴别。前两种发绀的发生多因肺部换气不足所致，故吸入 100% 氧气后发绀可减轻。血红蛋白异常如高铁血红蛋白血症则可通过分光光度比色检查或静脉注射亚甲蓝后发绀缓解而确诊。

2. 应与后天性心脏病鉴别

下列几种情况提示先天性心脏病的可能。

①自幼有反复呼吸道感染，活动后气促史及生长发育落后。出生后或婴儿期即已出现响亮的心脏杂音。

②体格检查中发现持续发绀伴杵状指（趾）。心脏杂音以胸骨旁左缘最响，肺动脉第二音亢进、减弱或分裂。

③心电图示心室肥大及有收缩期或舒张期负荷过重征象等。

④X线显示肺充血或肺缺血、主动脉结扩张或缩小、肺动脉段凸出或凹陷等。

3. 顺序分段诊断方法

在明确有先天性心脏病后，参照 Van Praagh 提出的顺序分段诊断方法可对先天性心脏病进行诊断。完整的先天性心脏病顺序分段诊断包括心房、心室、大动脉 3 个节段的位置异常的判断，房室间、心室大动脉间两个连接异常的判断，以及心脏位置与合并畸形的诊断等。

（1）心房位置判断

绝大部分正常人的右侧胸、腹腔器官在右侧，左侧器官在左侧。解剖右心房在右侧，解剖左心房在左侧，称为心房正常位（situssolitus，"S"）。

部分（＜ 1/8000 ～ 1/6000）人的内脏器官呈镜像反位，解剖右心房及肝脏等右侧的器官在左侧，解剖左心房及胃等左侧器官在右侧，称为心房反位（situs inversis，"I"）。先天性心脏病患者中，有 2% ～ 4% 患者的胸腔、腹腔器官呈对称分布，此时两侧心房的形态特点相似，称为心房不定位（situs ambiguus，"A"）。若与解剖右心房相似，称为右心房对称位，与解剖左心房相似称为左心房对称位。内脏器官呈对称分布的也称为内脏异位症。右心房对称位多伴无脾综合征，左心房对称位多伴多脾综合征。

一般情况下，胸腹腔脏器位置与心房位置有较高的一致性，可以根据 X 线胸片上肝脏及胃泡位置确定心房位置正常或反位，如肝脏及胃泡在正常位置，提示心房正位，反之亦然。内脏异位时大多数肝脏居于中间呈水平位，少数仍可呈正常位置或反位。增高电压（100 ～ 400kV）的 X 线胸片可显示支气管形态，右侧支气管的特点为自隆突至第一分支间的距离短，与经隆突的中轴线夹角小；而左侧支气管自隆突至第一分支间距离长，与经隆突中轴线的夹角大。一般认为，根据支气管形态诊断心房位置较依据腹腔脏器位置推测可靠。窦房结位于上腔静脉与右心房连接处。P波除极向量有助于确定右心房的位置。心电图检查对心房反位诊断有价值，但不能肯定心房对称位的诊断。二维超声心动图检查可显示腹腔大血管位置及连接关系，间接判断心房位置。

（2）心室位置判断

正常心脏的解剖右心室位于解剖左心室的右侧，以心室右祥（right loop）表示。如果心室反位，即左心室位于右侧，右心室位于左侧则为心室左祥（left loop）。

（3）大血管位置判断

主动脉与肺动脉在瓣膜及动脉干水平的相互位置关系与心室大动脉的连接关系并没有必然的联系，不能互相准确地推测。主动脉在肺动脉的右后方为正常位，主动脉在肺动脉的左后方为反位，其他尚有主动脉在肺动脉右侧（D）、左侧（L）、前方（A）等。主动脉干与肺动脉干的走行关系可为平行或螺旋状。不论右位或左位主动脉弓，弓的位置均在左、右肺动脉之上。

（4）房室连接诊断

当心房及心室的解剖性质及位置确定后，房室的连接关系即可确定。根据心房位置及心室祥类型相应确定房室连接一致和不一致。心房正常位、心室右袢者为房室连接一致，心房正常位、心室左袢者为房室连接不一致。

（5）心室大动脉连接诊断

心室大动脉连接有4种类型。①连接一致：主动脉与左心室连接，肺动脉与右心室连接。②连接不一致：主动脉与右心室连接，肺动脉与左心室连接。③双流出道：主动脉、肺动脉均与同一心室腔连接。④单流出道：可为共同动脉干，或一侧心室大动脉连接缺如（主动脉或肺动脉闭锁）。

（6）心脏位置

心脏在胸腔中的位置与心脏发育有关，特别是在心脏畸形时需要描述心脏位置和心尖指向。心脏的主要部分在左侧胸腔，心尖指向左侧称为左位心；心脏主要部分位于右侧胸腔，心尖指向右侧，称为右位心。内脏、心房位置正常而呈右位心的也称孤立性右位心，心房反位而呈左位心的也称为孤立性左位心。心脏位于胸腔中部，心尖指向中线时称为中位心，很多复杂型先天性心脏病可呈中位心。

（7）合并心脏血管畸形

在绝大部分病例中，因为心脏、心房位置正常，房室连接及心室大动脉连接均正常，合并心脏血管的缺损和畸形为其主要的诊断内容。

（8）先天性心脏病分段诊断方法及命名

Van Praagh 分段诊断方法及命名中将心房、心室、大动脉（瓣膜水平）位置3段分别以字母表示，例如正常心脏可以为（S、D、S），即心房位置正常（S）、右心室袢心室（D）、大动脉位置正常（S）、主动脉位于肺动脉右后方。镜像右位心室则为（I、L、I），即心房反位（I）、左心室袢心室（L）、大动脉反位（I）、主动脉位于肺动脉左后方，以上各段连接均正常。心房位置正常、右心室袢心室、主动脉位于肺动脉右前与右心室连接的大动脉转位，为完全性大动脉转位（S、D、D）。

分段诊断概念对推动和提高先天性心脏病诊断和治疗水平发挥了非常重要的作用。分段诊断方法不仅对复杂型先天性心脏病的诊断是必要的，也应该作为所有先天性心脏病诊断的基础。

4. 并发症

（1）心力衰竭

心力衰竭多见于婴儿伴有大量左向右分流、肺静脉梗阻、左心室或右心室流出道梗阻性病变等。左向右分流导致肺循环血流量增多，肺充血、肺间质液增多，易并发肺部感染如肺炎等。心力衰竭的发生率取决于分流量的多少及上述病变的严重程度。

（2）感染性心内膜炎

感染性心内膜炎最常见于室间隔缺损、主动脉瓣狭窄、动脉导管未闭及法洛四联症等，多因各种畸形引起血流改变，高速冲击心血管内膜，病原菌易在该处停留、繁殖而致病。病原菌多数为草绿色链球菌及葡萄球菌，其他尚有革兰阴性细菌、白色念珠菌等。

（3）脑栓塞

脑栓塞在先天性心脏病中的发生率约为2%，常见于发绀型先天性心脏病（如法洛四联症、完全性大动脉转位等），多见于婴儿病例。严重缺氧引起代偿性红细胞增多，致使血液黏稠度增高。此外，相对性贫血时，小红细胞的可变形性差也可增加血液黏稠度，易发生栓塞。因腹泻或过度出汗导致脱水时易促使栓塞发生。部分患儿可有后遗症，如偏瘫、癫痫及智力落后等。

（4）脑脓肿

脑脓肿在先天性心脏病中的发生率约为5%，绝大多数发生于发绀型先天性心脏病（如法洛四联症等）。与肺栓塞不同，本病多见于2岁以上小儿。脑脓肿可由邻近感染灶（中耳炎、鼻窦炎、面部蜂窝织炎）蔓延引起，也可由血行感染引起。因存在右向左分流，细菌可不通过肺血管床的过滤及吞噬而直接进入大脑。血液黏稠度增高和缺氧可导致组织微小梗死、软化，有利于细菌繁殖、化脓。

（5）咯血

咯血可见于严重的器质性肺动脉高压及因肺缺血导致侧支循环增生的患儿。

5. 治疗

（1）一般治疗

建立合理的生活制度，并根据具体情况适当参加体力活动以增强体质，按时接受预防接种，注意皮肤及口腔卫生。发绀者应保证足够饮水量。接受扁桃体摘除术、拔牙及其他手术者，手术前后应用足量抗生素，以防止感染性心内膜炎的发生。

（2）并发症的处理

合并肺炎及感染性心内膜炎时宜及早做出诊断，积极控制感染；发生心力衰竭时要及时处理。左向右分流型先天性心脏病常合并慢性心力衰竭，需较长时间应用抗心力衰竭药物治疗。

（3）控制动脉导管的药物治疗

①吲哚美辛（前列腺素合成酶抑制剂）：可促进早产儿动脉导管关闭。早产儿伴动脉导管未闭合并心力衰竭经洋地黄、利尿剂治疗无效时可试用此药。

②前列腺素 E_1 及 E_2：具有扩张动脉导管的作用，新生儿重症发绀型先天性心脏病不少均依赖动脉导管的开放以维持生命，出生后导管一旦关闭即告死亡。滴注此药后使肺循环或体循环血流量增加，改善低氧血症与酸中毒，使病情好转，争取在最适宜条件下进行矫治手术。适用于肺动脉闭锁、法洛四联症伴严重型肺动脉狭窄、左心发育不良综合征、导管前型主动脉缩窄等。

（4）介入性心导管治疗

介入性心导管治疗是近年来发展的先天性心脏病非开胸矫治方法。应用特别的球囊导管可扩张治疗肺动脉瓣狭窄、主动脉瓣狭窄及主动脉缩窄等。特制的带有金属支架的封堵器经心导管送至心腔可关闭继发孔型房间隔缺损及室间隔缺损，至动脉导管处可堵闭动脉导管。用球囊导管经卵圆孔至左心房，然后回拉撕裂房间隔组织使之形成或扩大缺损的经导管房间隔造口术，可增加心房水平的分流，为完全性大动脉转位重要的姑息疗法。

（5）外科手术治疗

近年来，可手术治疗的先天性心脏病病种范围不断扩大，治疗效果也有显著进步。根据心血管畸形的类型及严重程度，采取不同的手术矫治方法达到根治或姑息治疗的目的。根治性手术包括缺损修补、动脉导管结扎、梗阻（狭窄）解除等。大部分手术均纠正解剖畸形（如 Switch 术和 Rastelli 术），少数手术则使循环生理恢复正常（如 Mustard 术及 Senning 术）。重度发绀型先天性心脏病伴有肺动脉严重狭窄者难以进行根治手术，可行 Glenn 术和 Fontan 术等姑息手术。心内直视手术均需在体外循环下进行。

6. 预后

随着心脏诊断方法及治疗技术的进展，目前绝大多数先天性心脏病均能获得明确的诊断和矫正治疗，预后较前有明显的改观。一般取决于畸形的类型和严重程度，适合手术矫正者的手术时机及术前心功能状况，根据有无合并症而定。无分流型或者左向右分流型，轻者无症状、心电图和 X 线无异常者，以及中、重度均可通过手术矫正，预后较佳；若已产生严重肺动脉高压双向分流者则预后较差。右向左分流或复合畸形者，病情较重者，应争取早日手术。轻者可选择手术时机，以 3 ~ 6 岁为佳。

二、比较常见的先天性心脏病

（一）房间隔缺损

房间隔缺损是先天性心脏病中较常见的一种，占先天性心脏病总数的 7% ~ 15%，系在胚胎发育过程中心房间隔发育不良、吸收过度或心内膜垫发育障碍，导致两心房之间存在通道（正常卵圆孔不闭合，并不引起左向右分流，故不能称为缺损）。女性较常见，男女之比为 1 ∶ 2。

1. 病理解剖

按胚胎发育及病理解剖部位不同，分为 3 型。

（1）继发孔型

继发孔型约占 70%，为第一房间隔吸收过多或第二房间隔发育障碍所致，包括中央型（卵圆窝型，最常见，约占 62%）、下腔型（占 24%）及上腔型（静脉窦型，占 6%，常伴部分肺静脉异位引流）。缺损大小不等，多为单个，部分可为多个或筛孔状。

（2）原发孔型

原发孔型占 5% ~ 10%，位于房间隔下部、房室交界处，由心内膜垫发育障碍未与第一房间隔融合所致。如合并二尖瓣前叶裂缺又称不完全或部分房室间隔缺损。

（3）冠状静脉窦型

冠状静脉窦型非常少见。房间隔本身完整无缺，只有冠状静脉窦与左心房之间无间壁。所以，左心房血可由冠状静脉窦与右心房相交通，也称为"无顶"冠状窦。

2. 病理生理

小儿出生时肺小动脉肌层尚未完全退化，右心房压力仍可能超过左心房，故房间隔缺损时可因心房水平右向左分流而出现暂时性青紫。随着肺小动脉阻力逐渐下降，体循环血量的增加，房间隔缺损出现血流由左心房流入右心房的左向右分流。分流量大小与缺损大小、两侧心房间压差及两侧心室的顺应性有关。出生后初期，左、右心室壁厚度相似，顺应性也相似，故分流量不多。随着年龄增长，肺血管阻力、右心室压力下降，右心室壁较左心室壁薄，右心室充盈阻力也较左心室低，故分流量增加。

3. 临床表现

临床症状的严重程度与缺损大小、有无合并其他畸形有关。缺损小者常无症状，活动量正常；缺损大者症状发生较早，并随着年龄增长而更明显。由于分流量大，使体循环缺血，临床上表现为体形瘦长、面色苍白、指（趾）细长、易感疲乏。因肺循环血流增多使肺充血，易有呼吸道感染，活动时易气促。严重者早期发生心力衰竭。原发孔型缺损或共同心房者症状出现早且严重，进展快。

多数在婴幼儿期无明显体征，2～3岁后心脏增大，心前区隆起，心尖搏动向左移位呈抬举性搏动，一般无震颤，少数大缺损分流量大者可出现震颤。由于右心室增大，大量的血流通过正常肺动脉瓣时，形成相对性肺动脉瓣狭窄，在胸骨左缘第2～3肋间可闻及Ⅱ～Ⅲ级喷射性收缩期杂音。当肺循环血流量超过体循环达1倍以上时，在胸骨左缘4～5肋间可出现三尖瓣相对狭窄的短促与低频的舒张中期杂音，吸气时更响，呼气时减弱。肺动脉瓣区第二音亢进，伴宽且不受呼吸影响的固定性分裂，为右心室容量增加，收缩时喷射血流时间延长，肺动脉瓣关闭更落后于主动脉瓣所致。若已有肺动脉高压，部分患儿可闻及肺动脉喷射音及肺动脉瓣区因肺动脉瓣相对性关闭不全的舒张早期泼水样杂音。若为原发孔型缺损伴二尖瓣裂缺，在心尖部可听到二尖瓣关闭不全的全收缩期吹风样杂音，并传导至腋下。

4. 治疗

（1）手术治疗

①手术适应证：凡X线片与心电图有异常，右心导管检查计算分流量已达肺循环血流量40%以上，左向右分流 $Q_p：Q_s \geq 1.5$ 时即可造成右心室的容量负荷过重，或临床上已有明显症状者，应尽早施行手术，年龄以4～6岁为理想。手术时应注意在心房内探查，如发现有部分脑静脉畸形回流，可一

并予以纠正。至于分流量较小而无心脏增大或症状表现的患儿，可以做临床观察；合并有心内膜炎者应在感染控制后的 3 ~ 6 个月考虑手术治疗；合并有心力衰竭的患儿应先内科治疗，控制心力衰竭，待病情平稳后再行手术治疗，但如果内科治疗效果不显，亦应争取手术。②手术禁忌证：若患儿平静时 Q_p : $Q_s \leq 1.5$，甚至出现了右向左分流，即出现艾森曼格综合征，此为手术禁忌证。年龄大或合并瓣膜疾病并不是手术禁忌证。③手术方法：浅低温体外循环下手术，采用胸骨正中切口或右侧胸部切口。术中首先进行心外探查，是否合并左上腔静脉或部分型肺静脉异位引流。切开右房探查冠状静脉窦开口的位置，并通过缺损探查二尖瓣及四个肺静脉开口的位置，进一步明确诊断。右房发育尚好，缺损小，可直接缝合；缺损大者应补片缝合。若缺损呈多个筛孔状，则将其剪成单孔后再行修补。由于继发孔或静脉窦型房间隔缺损足以通过缺损使左心房减压，不用放置左心房引流。若手术视野暴露不佳时，可将缺损放入左心房引流管。心内吸引器控制左心房回心血量，左心房内血不宜吸引过分，保持左心房内血平面，以能看清房间隔缺损边缘进行缝合为宜；如回心血量过多，应考虑可能存在动脉导管未闭或流量过高的因素。避免将下腔静脉瓣误当缺损下缘缝入左心房，造成下腔静脉血汇入左心房。在闭合房间隔缺损时，让麻醉师鼓肺，使左心房内血流涌出，排除左心气体。再次鼓肺查看是否有残余漏。关闭右心房切口，腔静脉开放后右心也要排气。在缝右心房时可转流复温。在心内操作结束心脏复跳后，停止体外循环后输血输液不能过快，避免左心容量负荷过重，造成急性左心衰竭。Koch 三角区为房室结所在部分，勿用吸引器刺激或器械钳夹。缝合房间隔缺损左缘应避免进针过远，以防止损伤或牵拉传导束。若上腔型房间隔缺损合并上脑静脉畸形引流入上腔静脉根部或右房上部，补片应将肺静脉开口隔置左心房，并注意勿造成上腔静脉梗阻，必要时用心包补片加宽上腔静脉。修补下腔型房间隔缺损时应将补片下缘缝至左心房后壁上，避免造成下腔静脉入口狭窄，避免将下腔静脉开口部分缝至左心房，造成右向左分流。

（2）右胸部小切口房间隔缺损封堵术

①手术适应证：年龄 > 2 岁；缺损边缘至上下腔静脉，冠状静脉窦右上腔静脉之间距离 ≥ 5mm，至房室瓣距离 ≥ 7mm。②手术方法：患者取头低位，右肩背部垫高 20°，胸骨旁右侧第四肋间做 2 ~ 3cm 小切口。膈神经前方

2cm 切开心包并悬吊，在右心房前外侧壁行荷包缝合，以内置穿刺刀的内径为 4.5mm 或 7.5mm 推送置管，在荷包缝合线中央刺入右房，退出穿刺刀，进一步将鞘管推送过房间隔缺损进入左心房，于房间隔两侧分别释放出两三封闭房间隔缺损。若闭合器在推拉时脱落，说明选用的闭合器型号偏小，应选用大一号的闭合器。若所选用的大一号的闭合器仍脱落，说明房间隔缺损缘缺如范围过大，或软缘过多，应收回闭合器，改用右侧小切口，进行体外循环下房间隔缺损修补术。手术完成时应行经食管超声心动图检查，明确缺损是否完全被封堵，同时观察三尖瓣是否存在关闭不全等情况。

（3）手术并发症

①外科手术治疗并发症。A. 心律失常：少数患儿术后出现传导阻滞、房颤或室上性心动过速，多数经过处理后能自行恢复正常心律。B. 残余分流：小的残余分流无血流动力学意义，术后临床症状改善者可不予处理。若误将下腔静脉瓣当作缺损下缘修补房间隔缺损造成右向左分流者，应及时再次手术。C. 急性左心衰竭：缺损大者，左心发育差，若术后输血输液过快易造成左心容量负荷过重而发生急性肺水肿。D. 低心排出量综合征：多见于术前心功能差、年龄大，伴有重度肺动脉高压的患者。术前应积极控制心力衰竭，改善心肌功能，术中尽量缩短阻断时间，或在不停跳情况下行房间隔缺损修补术。

②介入治疗并发症。A. 冠状动脉气栓：气体通过左心房－左心室－主动脉－右冠状动脉。患者出现急性冠状动脉栓塞的表现，需予以对症处理，如舌下含服硝酸甘油、吸氧、应用扩血管药物等，待患者临床症状消失、心电图正常后可继续手术，否则应停止手术，对患者进行抢救。B. 封堵器脱落：需立即进行手术或通过介入方法取出封堵器。C. 心包填塞：多由于操作不当造成，是比较严重的并发症，若未及时发现或处理不当将危及患者生命，应立即行心包穿刺引流。D. 血栓形成：多由于术中、术后抗凝药物使用不当造成，主要通过对症处理。但需要警惕患者是否合并有颅脑出血的可能。

5. 预后

继发孔型 ASD 自然闭合年龄为 7 个月至 6 岁。缺损越大，分流量越大，出现症状越早。偶有婴儿发生严重充血性心力衰竭甚至死亡，极少的可能有肺血管梗阻性疾病。当肺动脉高压严重时，肺血管阻力显著增加，变为右向左分流，临床上出现发绀，此时外科手术关闭 ASD 不会成功。继发孔型 ASD 并发细菌性心内膜炎者少见。

（二）室间隔缺损

室间隔缺损是心室间隔在胚胎发育过程中发育不全所致，是先天性心脏病中最常见的一种，占总数的30%～50%。可单独存在，也可与其他畸形并存，发绀型先天性心脏病能存活者约50%伴室间隔缺损。

1. 病理解剖

缺损可发生在室间隔的任何部位，根据缺损的位置可分为以下几种：①膜周型室间隔缺损，最多见，占60%～70%，位于室间隔膜部并累及邻近的肌部室间隔。根据缺损的延伸方向又可分为膜周流入道型、膜周小梁部型及膜周流出道型，大型缺损可有向2个或以上部位延伸，称为膜周融合型。②肌部型室间隔缺损：占15%～25%，膜部完整。根据所在部位再分为肌部流入道型、肌部小梁部型及肌部流出道型，后者由肌肉与肺动脉瓣分隔。③双动脉下型：亦称为肺动脉瓣下型，占3%～6%，但在东方人群中发生率可达29%，其主要特征是在缺损的上缘为主动脉与肺动脉瓣环的连接部，圆锥部室间隔发育差或缺如，冠状动脉瓣脱垂可以减少左向右分流，但容易导致主动脉瓣反流。在部分膜周型缺损，尤其是膜周流入道型室间隔缺损，可见衍生自三尖瓣的纤维组织黏附于缺损边缘，形成假性室隔瘤，使缺损变小或完全阻止分流而达到自然闭合。缺损多数为单个，也可多发，可合并房间隔缺损、动脉导管未闭或主动脉缩窄等。

2. 病理生理

由于胚胎期肺小动脉肌层厚、管腔小、阻力大，室间隔缺损很少在新生儿期发生大量左向右分流而出现症状。随着肺动脉压力和阻力的下降，患有大型室间隔缺损的足月婴儿多在2～6个月出现心功能不全症状。早产儿因肺小动脉壁较薄，肺血管阻力降低较迅速，因此较早发生大量左向右分流并发生心力衰竭。

3. 临床症状

临床症状取决于缺损大小、肺血流量及压力高低。小型缺损分流量较小，多无临床症状。中型缺损在婴儿期即出现症状。大型缺损于婴儿出生1～2个月后，出现呼吸急促、多汗，吸奶时常因气促中断，体重增加缓慢，面色苍白。伴慢性左心功能不全时，患儿经常夜间烦躁不安，有"哮喘"样喘鸣声。幼儿常有呼吸道感染，易患肺炎。年长儿可出现消瘦、气短、心悸、乏力等症状。有时因扩张的肺动脉压迫喉返神经而引起声音嘶哑。晚期（多见于儿童或青少年期）或缺损很大且伴有明显肺动脉高压者，可出现右向左分流，呈现发绀，并逐渐加重。若缺损随年龄增长而缩小，症状亦随之而减轻。

4. 内科治疗

内科治疗主要防治感染性心内膜炎、肺部感染和心力衰竭。通过给予洋地黄、利尿剂限制盐分摄入和（或）降低后负荷，积极处理呼吸道感染等能够使患儿心力衰竭得到控制，并保证其正常生长发育。

5. 外科治疗

（1）手术适应证

①膜部小型室间隔缺损。X 线与心电图正常者，左向右分流量小，可以随访观察，一般不主张过早手术；但是有潜在发生细菌性心内膜炎的危险。在随访过程中不能自然闭合，可在学龄前期手术。②中型缺损临床上有症状者，宜在 1~3 岁在体外循环心内直视下做手术修补；6 个月至 1 岁婴儿，虽然心力衰竭能控制，但肺动脉压力持续增高、大于体循环动脉压的 1/2，或者 1 岁以后肺循环量与体循环量之比＞2：1，亦应及时手术修补。③小婴儿大型室间隔缺损：大量左向右分流伴心脏明显增大，反复肺炎、心力衰竭或生长缓慢，特别是发生内科难以控制的充血性心力衰竭者，宜于婴儿早期行急诊亚急诊室间隔缺损修补术，可防止心肌损害和不可逆性的肺血管病变产生。④大型室间隔缺损伴有动脉导管未闭或主动脉缩窄：持续性充血性心力衰竭、反复呼吸道感染、肺动脉高压及生长发育不良者，一旦确诊，应及早一期根治。⑤肺动脉瓣下型 VSD：自愈倾向低，且易主动脉瓣右窦脱垂形成关闭不全，此类患儿，宜在 1 岁内及时手术治疗。

（2）手术禁忌证

①静止和轻度活动后出现发绀或已有杵状指（趾），吸氧下经皮血氧饱和度在 90% 以内。②缺损部位的收缩期杂音消失，代之以因肺动脉高压产生的 P_2 亢进或肺动脉瓣关闭不全的舒张期杂音。③动脉血氧饱和度明显降低（＜90%）；或静止时为正常临界水平，稍加活动即明显下降。④超声多普勒检查示心室水平呈以右向左为主的双向分流或右至左（逆向）分流。⑤右心导管检查示右心室压力与左心室持平或反而高出；肺总阻力＞10Wood 单位；

肺循环与体循环血流量比值< 1 ： 2；肺循环阻力或体循环阻力比值> 0.75。婴幼儿手术指征应适当放宽。

（3）手术方法

气管插管、静脉复合麻醉，中度低温体外循环心脏停搏下直视修补术。①胸部切口：除常规胸部正中切口外，目前有胸骨下段小切口、右胸外侧小切口等微创切口。②显露心脏，常规建立体外循环。③心脏切口。经右心室切口：经右房、肺动脉切口，室间隔缺损暴露不佳者，可行右心室切口。经右房切口：从右房通过三尖瓣进行较低位置的室间隔缺损修补，是最常用的切口。适用于单纯膜部、隔瓣后和膜周部缺损。经肺动脉切口：适用于肺动脉瓣下室间隔缺损修补。经左心室切口：肌部缺损，尤其是多发、筛板状缺损，右心室切口显露不佳者可做左心室切口，清楚显露缺损。主动脉根部切口：主要适用于做主动脉瓣脱垂悬吊成形术或主动脉窦瘤修补等，也可通过主动脉瓣口行缺损修补。④显露缺损部位：用牵引线和拉钩轻柔拉开心壁切口，仔细寻找缺损部位。如被腱索或乳头肌覆盖，可绕粗丝线轻柔牵开。⑤修补缺损：补片修补。如果缺损较大，直径在0.8cm左右，应该用GoreTex片或其他人工心脏补片材料修补。⑥检测残余分流：在室间隔缺损修补完毕后暂停左心房引流，请麻醉师膨肺，观察修补部位有无残留缺损，如发现缺损部位仍有血液涌出，即应在溢血部位加做褥式或8字形缝合，直至不再有溢血为止。

6. 外科微创封堵手术方法

食管超声引导下小切口室间隔缺损封堵术是近几年新兴的一种手术方法，具有创伤小、恢复快、不受X线辐射、不经过外周血管、可避免血管损伤、一般无须输血等优点，更适合婴幼儿室间隔缺损修补。

（1）适应证

①年龄通常≥ 3 月龄；②有血流动力学异常的单纯膜周 VSD，1 岁以内者 VSD 直径 4 ~ 8mm；③有血流动力学异常的单纯肌部 VSD，直径> 3mm 和多发肌部 VSD；④干下型 VSD 不合并明显主动脉瓣脱垂者，1 岁以内者 VSD 直径< 6mm；⑤外科手术后残余分流；⑥心肌梗死或外伤后室间隔穿孔。

（2）禁忌证

①对位不良型 VSD；②隔瓣后房室通道型 VSD；③巨大 VSD；④重度肺动脉高压伴双向分流，或合并明显主动脉瓣脱垂、伴主动脉瓣中度以上反流者；

⑤感染性心内膜炎，心腔内有赘生物；⑥合并需要同期 CPB 外科手术纠正的其他心血管畸形，但并不包括合并 VSD 的复杂畸形需要利用该技术缩短 CPB 和阻断时间等的情形；⑦合并肝肾功能异常、出血性血液系统疾病、心功能不全等。

7. 预后

膜周部和肌部的室间隔小型缺损（直径＜5mm）有自然闭合的可能（占 20% ~ 50%），一般发生于 5 岁以前，尤其是 1 岁以内。大型膜周部和肌部缺损及肺动脉瓣下型室间隔缺损均难以自然闭合，后者容易发生主动脉瓣脱垂，均建议尽早手术。

（三）动脉导管未闭

动脉导管未闭比较多见，占先天性心脏病总数的 9% ~ 12%。女性发病较多，男女之比为 1 ：（2 ~ 3）。

1. 病理解剖

婴儿出生后 10 ~ 15 小时，动脉导管即开始功能性闭合。出生后 1 个月至 1 岁，绝大多数已闭合。1 岁以后仍未闭合者即为动脉导管未闭。动脉导管未闭的肺动脉端在肺总动脉与左肺动脉连接处，主动脉端在主动脉弓降部左锁骨下动脉起始部远端。长度在 0.2 ~ 3cm，常见类型有管型、漏斗型及窗型，可合并其他畸形如肺动脉狭窄、主动脉缩窄、室间隔缺损、大动脉转位等。

2. 病理生理

由于动脉导管的开放使主动脉、肺动脉之间存在通路，通常情况下体循环的压力高于肺循环压力，部分体循环含氧饱和度高的血液在收缩期及舒张期都通过动脉导管从主动脉向肺动脉分流。分流量的大小取决于主、肺动脉之间的压力差、动脉导管的直径与长度及体、肺循环之间的阻力差。因有大血管水平左向右分流，肺循环量增加，造成肺动脉扩张及压力增高，回流到左心房及左心室的血量增加，导致左心室肥大甚至左心功能衰竭。体循环因分流至肺循环而血容量减少，周围动脉舒张压因舒张期有分流而降低，出现脉压增宽。随着肺循环血流量大量增加，肺循环压力升高。右心室排血时阻力增大，收缩期负荷量加重，右心室逐渐肥大。如肺循环持续高压，可进而引起肺小动脉壁的肌层及内膜的组织改变，形成器质性即梗阻性肺动脉高压。当肺动脉压力与体循环压力接近时，发绀可发生于轻微活动或哭闹时。若肺动脉压力超过主动脉，安静时亦出现发绀（艾森曼格综合征），此时低氧饱和度的肺动脉血经未闭动脉导管进入降主动脉，可出现发绀在双下肢表现更为明显、左上肢可较右上肢明显，称为差异性青紫。

3. 临床表现

临床表现与分流量大小、肺动脉压力高低有关。导管小到中等、分流量小到中而肺动脉压力正常或轻度增高者，往往无症状，多在体检或因其他疾病就诊时偶尔发现。部分患儿可有活动后疲乏、气急、多汗等现象。导管粗大、分流量较大者，除上述症状外，体型一般较瘦长，苍白，易发生反复呼吸道感染、肺炎及充血性心力衰竭。少数患儿也可由于扩大的肺动脉压迫喉返神经而声音嘶哑。当肺血管发生器质性变化时，分流量减少或呈双向分流，患儿可出现短期的症状改善，但随后在轻度活动后即出现气短及发绀。

典型的动脉导管未闭病例可见心前区隆起，心尖搏动弥散强烈，在胸骨左缘第 2 肋间偏外侧可闻及响亮的连续性杂音，并向左上颈背部传导，伴有收缩期或连续性细震颤。出现肺动脉高压后，可能仅能听到收缩期杂音，肺动脉第二音亢进，肺动脉瓣可有相对性关闭不全的舒张期杂音。肺循环量超过体循环量 1 倍时，心尖区可闻及二尖瓣相对狭窄的低频率短促舒张中期杂音。大多数患儿均有脉压增宽（往往 > 40mmHg）及周围血管征，包括颈动脉搏动增强、脉压加大、水冲脉、毛细血管搏动、枪击音及杜氏征等，对诊断很有帮助。

不典型的情况如肺血管阻力增加或婴儿期肺动脉压力相对较高时，主动脉与肺动脉之间压力差发生于收缩期，此时仅能听到单纯收缩期杂音，常易误诊为室间隔缺损。此外，在合并有其他畸形如房间隔缺损、室间隔缺损、肺动脉瓣狭窄时，杂音也往往不典型。

早产儿病例出现症状较早，心脏杂音为收缩期杂音而无典型的连续性杂音。大量右向左分流可导致左心衰竭（可表现为呼吸暂停或心动过速发作）、坏死性肠炎。

4. 内科治疗

防治呼吸道感染、心力衰竭及感染性心内膜炎。

（1）药物治疗

多用于早产儿或新生儿早期动脉导管未闭合，可用吲哚美辛 0.2 ~ 0.3mg/kg 或阿司匹林 20mg/kg，每天 4 次，口服，以抑制前列腺素合成，促使动脉导管闭合。

（2）介入治疗

通过心导管介入堵闭动脉导管已经成为小儿动脉导管未闭的首选治疗方案，常用 Amplatzer 蘑菇伞及弹簧圈封堵。

5. 外科治疗

外科治疗分为手术结扎与切断缝合手术。手术的最佳年龄为 1 ~ 6 岁。1 岁以内反复肺炎不能控制者可提前手术。动脉导管未闭合并感染性心内膜炎者，应在感染完全控制后数月施行手术，对无法控制者，也可以在大剂量抗生素的治疗下，关闭动脉导管，但危险性比较大。①导管直径在 1cm 以下，导管壁弹性好，无中度以上肺动脉高压的低龄儿童病例，可采取动脉导管未闭结扎术，其缺点是术后有发生再通及假性动脉瘤形成可能。②动脉导管切断缝合术对畸形矫正确实，可避免术后导管再通，或结扎线切透管壁发生动脉瘤的危险，适用于成人，较粗大动脉导管和并发严重肺动脉高压的患者。③体外循环下经肺动脉闭合动脉导管，适用于巨大动脉导管，合并重度肺动脉高压或其他心内畸形者。

（1）手术方法

患儿右侧卧位，消毒术野皮肤、铺单，取左后外侧切口，经第三肋间进胸。牵开肺叶，打开纵隔胸膜，解剖游离 PDA 上下壁及后壁，注意避开神经，控制性降压，用 7 号丝线双重结扎，并建议用 4-0 线缝扎。结扎后关闭纵隔胸膜，置左侧胸腔闭式引流管一根。

（2）手术并发症

①术中大出血是最严重的一种手术并发症，也是手术死亡的重要原因。大出血的发生主要和肺动脉高压引起的血管改变、导管内膜炎致使导管组织脆弱及术中操作不当等有关。如果术后胸腔引流进行性增多伴血块、血流动力学不稳定，需立即剖胸探查止血。②高血压是婴幼儿术后常见并发症，与术后体循环血容量增加和神经反射有关。术后应限制液体输入，一般于术后 1 周后缓解，可口服降压药，必要时用硝普钠静脉滴注。③喉返神经损伤表现为术后声音嘶哑，喝水呛咳。可能由于术中过分牵拉引起，多为暂时性损伤，1 ~ 2 个月可恢复。④膈神经损伤为术后早期少见并发症，婴幼儿多见。双侧均可发生，但左侧多见，致左侧膈肌上抬，患儿出现呼吸急促，有自行恢复的可能，如不恢复，必要时行膈肌折叠术。⑤术后乳糜胸系损伤胸导管所致，

经胸腔穿刺或闭式引流，营养支持，多数 1 ~ 2 周能自愈，少数需再次手术结扎胸导管。⑥导管再通：由结扎线松脱、管壁撕裂或动脉瘤形成所致导管再通，一般发生在手术当天或术后第一天，应在 1 ~ 2 周内再次手术。⑦肺部并发症包括肺不张、胸腔积液和气胸，与术中肺部受压、胸膜损伤有关。⑧当导管粗大或肺动脉移位时，尤其是新生儿或婴儿，手术可能误扎降主动脉或左肺动脉。术后观察足背动脉搏动、下肢动脉血压和氧饱和度，可疑者超声心动图检查，一经确认需立即再次手术处理。

第二节　心律失常

正常情况下，心搏的冲动起源于窦房结，经结间束传至房室结，再经希氏束传至左、右束支，并通过普肯耶纤维网与心肌纤维相连。心搏冲动的频率、起源及传导的异常均可形成心律失常。小儿心律失常的病因及各种心律失常的发生率与成人不尽相同。窦性心律不齐最常见于小儿，其次为各种期前收缩，阵发性室上性心动过速亦不少见；心房颤动、心房扑动及完全性束支传导阻滞较少见。先天性完全性房室传导阻滞以及先天性心脏病术后心律失常较成人多见。

一、窦性心律失常

（一）窦性心动过速

1. 概述

新生儿心率超过 200 次 / 分，婴儿超过 150 次 / 分，年长儿超过 120 次 / 分，即为心动过速；P 波为窦性，为窦性心动过速。

2. 病因

窦性心动过速是一种代偿性反应，往往出现在发热、哭闹、运动或情绪紧张时。若发生在睡眠时，则应详细检查其原因，如贫血、慢性传染病、先天性心脏病、心肌炎、风湿热、心力衰竭、甲状腺功能亢进以及应用肾上腺素或阿托品情况等。

3．临床表现

正常时小儿心率波动较大，一般随年龄增长心率减慢。新生儿期窦房结可以发放高达190次/分的冲动。这种快速心率常是发生于患儿对外界刺激的反应，如情绪激动、发热、贫血、过度活动和劳累等。

4．心电图检查

心电图检查表现为每个QRS波前均有P波，P-Q间期、Q-T间期均在正常范围内。但婴儿在烦躁、哭闹时，窦性心动过速甚至超过每分钟200次，此时心电图可出现T波与P波重叠或融合，需与阵发性心动过速相鉴别。窦性心动过速的频率为逐渐增快的，P-P间隔略有不匀齐，刺激迷走神经、压迫颈动脉窦可使心率稍减慢。

5．治疗

本病可根据病因治疗或加用镇静剂。洋地黄类药物对心力衰竭所引起的窦性心动过速，可控制心力衰竭而减慢心率；而对其他原因所引起的窦性心动过速则无效。普萘洛尔对甲状腺功能亢进所致的心动过速效果较好。

（二）窦性心动过缓

1．概述

新生儿心率＜90次/分，婴儿＜80次/分，年长儿＜60次/分为心动过缓。P波为窦性，为窦性心动过缓。

2．病因

窦性心动过缓常是由迷走神经张力过高或窦房结受损害引起。

3．临床表现

窦性心动过缓可见于健康小儿，也可见于甲状腺功能低下和颅内压增高的患者，如脑出血、脑肿瘤、脑膜炎等，应用洋地黄、利血平时，心率也可缓慢。持久性心动过缓可为病态窦房结综合征之早期症状，应密切观察。

4．心电图检查

心电图检查表现为QR间期延长，Q-T间期正常。在心率缓慢时常有逸搏发生。

5．治疗

本病一般针对原发病治疗。

（三）窦性心律不齐

1. 概述

窦性心律不齐指脉搏在吸气时加速而在呼气时减慢，是小儿时期常见的生理现象。

2. 病因

病因大多属于生理现象。在早产儿中尤其多见，特别是伴有周期性呼吸暂停者。游走性心律在儿科多见，为窦房结起搏点在窦房结内或窦房结与房室结之间游走不定，P 波形态及 P–R 间期呈周期性改变，常伴有窦性心律不齐。其临床意义同窦性心律不齐。

3. 临床表现

临床表现为心律不规则，主要是由于迷走神经张力变化影响窦房结起搏的频率。多数与呼吸有关，吸气时心率增快，呼气时相反。因此，加深呼吸、发热、惊厥以及应用增强迷走神经张力的药物如地高辛时，心律不齐症状更明显；活动、屏气和应用阿托品后可消除心律不齐。

4. 心电图检查

心电图检查表现为窦性 P 波，P–R 间期正常，P–P 间距不一致，相差 > 0.12 秒。

5. 治疗

一般无须特殊处理。

二、异位心律

（一）期前收缩

1. 概述

期前收缩是由心脏异位兴奋灶发放的冲动所引起，为小儿时期最常见的心律失常。异位起搏点可位于心房、房室交界或心室组织，分别引起房性、交界性及室性期前收缩，其中以室性期前收缩为多见。

2. 病因

本病常见于无器质性心脏病的小儿，可由疲劳、精神紧张、自主神经功能不稳定等所引起，但也可发生于心肌炎、先天性心脏病或风湿性心脏病。有些药物如拟交感胺类、洋地黄、奎尼丁中毒及缺氧、酸碱平衡紊乱、电解质紊乱、心导管检查、心脏手术等均可引起期前收缩。健康学龄儿童中 1% ～ 2% 有期前收缩。

3．临床表现

临床表现常缺乏主诉。年长儿可述心悸、胸闷。期前收缩次数因人而异，同一患儿在不同时间亦可有较大出入。某些患儿于运动后心率增快时期前收缩减少，但也有反而增多者。前者常提示无器质性心脏病，后者则可能有器质性心脏病。

4．心电图检查

（1）房性期前收缩心电图特征

①P'波提前，并可与前一响动的 T 波重叠；②P'-R 间期在正常范围；③期前收缩后代偿间隙不完全；④如伴有变形的 QRS 波则为心室内差异传导所致。

（2）交界性期前收缩心电图特征

①QRS 波提前，形态、时限与正常窦性基本相同；②期前收缩所产生的 QRS 波前或后有逆行 P'波，P'-R 间期＜ 0.10 秒。有时 P'波可与 QRS 波重叠，而辨认不清；③代偿间歇往往不完全。

（3）室性期前收缩心电图特征

①QRS 波提前，其前无异位 P 波；②QRS 波宽大、畸形，T 波与主波方向相反；③期前收缩后多伴有完全代偿间歇。

5．治疗

一般认为若期前收缩次数不多，无自觉症状，或期前收缩虽频发呈节律性，但形态一致，活动后减少或消失无须用药治疗。有些患者期前收缩可持续多年，但不少患者最终自行消退。对在器质性心脏病基础上出现的期前收缩或有自觉症状、心电图上呈多源性者，则应予以抗心律失常药物治疗。根据期前收缩的不同类型选用药物。可服用普罗帕酮或普萘洛尔等 β 受体阻滞剂。房性期前收缩若用之无效可改用洋地黄类。室性期前收缩必要时可选用利多卡因、美西律和莫雷西嗪等。同时应积极治疗原发病。

（二）阵发性室上性心动过速

1．概述

阵发性室上性心动过速是小儿最常见的异位快速性心律失常，是指异位激动在希氏束以上的心动过速，主要由折返机制造成，少数为自律性增高或平行心律。本病可发生于任何年龄，容易反复发作，但初次发病以婴儿时期多见。

2. 病因

阵发性室上性心动过速可发生在先天性心脏病、预激综合征、心肌炎、心内膜弹力纤维增生症等疾病基础上，但多数患儿无器质性心脏疾病。感染为常见诱因，但也可因疲劳、精神紧张、过度换气、心脏手术时和手术后、心导管检查而诱发。

3. 临床表现

患者常突然烦躁不安，面色青灰，皮肤湿冷，呼吸增快，脉搏细弱，常伴有干咳，有时呕吐。年长儿还可自诉心悸、心前区不适、头晕等。发作时心率突然增快到 160 ~ 300 次 / 分，多数到 200 次 / 分以上，一次发作可持续数秒钟乃至数日。发作停止时心率突然减慢，恢复正常。此外，听诊时第一心音强度完全一致，发作时心率较固定而规则，阵发性等为本前病的特征。发作持续超过 24 小时者，易引发心力衰竭。

4. 心电图检查

P 波形态异常，往往较正常时小，常与前一心动的 T 波重叠，以致无法辨认。如能见到 P 波则 P-R 间期常在 0.08 ~ 0.13 秒。QRS 波形态同窦性。发作持续时间较久者，可有暂时性 ST 段及 T 波改变。部分患儿在发作间歇期可有预激综合征表现。发作的突然起止提示这类心律失常。以往的发作史对诊断也很有帮助。体格检查心律绝对规则、匀齐、心音强度一致，心率往往超出一般窦性范围，再结合上述心电图特征，诊断不太困难，但有时需与窦性心动过速及室性心动过速相鉴别。

5. 治疗

（1）兴奋迷走神经终止发作

①刺激咽部：对无器质性心脏病，无明显心力衰竭者可先用此方法，以压舌板或手指刺激患儿咽部，使之产生恶心、呕吐及使患儿深吸气后屏气。②压迫颈动脉窦法：以上方法均无效时可试用此法，在甲状软骨水平可扪及颈动脉搏动，以大拇指向颈椎方向压迫，先压迫右侧，时间为 10 ~ 20 秒，如无效可用同样方法再试压左侧，但禁忌两侧同时压迫。一旦心律转为正常，便停止压迫。③潜水反射法：用于年长儿或婴儿，将 5℃左右冷水毛巾敷于面

部 15 秒左右。年长儿可令其吸气后屏气，将面部浸入 5℃冷水，未终止者可停数分钟后重复。

（2）药物治疗

以上方法无效或当时有效但很快复发时，可考虑下列药物治疗。①洋地黄类药物：对病情较重，发作持续 24 小时以上，有心力衰竭者，宜首选洋地黄类药物。此药能增强迷走神经张力，减慢房室交界处传导，并能增强心肌收缩力，控制心力衰竭。室性心动过速或洋地黄中毒引起的室上性心动过速禁用此药。低钾、心肌炎、阵发性室上性心动过速伴房室传导阻滞或肾功能减退者慎用。② β 受体阻滞剂：可试用普萘洛尔小儿静注剂量为每次 0.01 ~ 0.15mg/kg，以 5% 葡萄糖溶液稀释后缓慢静脉推注，不少于 5 ~ 10 分钟，必要时每 6 ~ 8 小时重复 1 次。重度房室传导阻滞伴有哮喘及心力衰竭患者禁用。③维拉帕米：为选择性钙离子拮抗剂。抑制钙离子进入细胞内，疗效显著。不良反应为血压下降，并可加重房室传导阻滞。剂量为每次 0.1mg/kg，静脉滴注或缓慢静脉推注，不超过 1mg/min。④升压药物：通过升高血压，使迷走神经兴奋，对阵发性室上性心动过速伴有低血压者更适宜。常用制剂有甲氧明（美速克新命）、去氧肾上腺素（新福林）等。因为会增加心脏后负荷，需慎用。

（3）电学治疗

对于个别药物疗效不佳者，除洋地黄中毒外可考虑用直流电同步电击转律。有条件者可使用经食管心房调搏或经静脉右心房内调搏终止室上速。

（4）射频消融术

药物治疗无效，发作频繁，逆转型房室折返型可考虑使用此方法。

三、室性心动过速

（一）概述

室性心动过速是指起源于希氏束分叉处以下的 3 个以上宽大畸形 QRS 波组成的心动过速。

（二）病因

本病可由心脏手术、心导管检查、严重心肌炎、先天性心脏病、感染、缺氧、电解质紊乱等原因引起，但不少病例没有明确病因。

（三）临床表现

本病与阵发性室上性心动过速相似，但症状比较严重。小儿烦躁不安、苍白、呼吸急促。年长儿可主诉心悸、心前区疼痛，严重病例可有晕厥、休克、充血性心力衰竭等。发作短暂者血流动力学的改变较轻；发作持续 24 小时以上者则可发生显著的血流动力学改变。体检发现心率增快，常在 150 次 / 分以上，节律整齐，心音可有强弱不等现象。

（四）心电图检查

心电图特征：①心室率常在 150～250 次 / 分。QRS 波宽大畸形，时限增宽。②T 波方向与 QRS 波主波相反。P 波与 QRS 波之间无固定关系。③Q-T 间期多正常，可伴有 Q-T 间期延长，多见于多形性室速。④心房率较心室率缓慢，有时可见到室性融合波或心室夺获。心电图是诊断室性心动过速的重要手段，但有时与室上性心动过速伴心室内差异传导的鉴别比较困难，必须综合临床病史、体检、心电图特点、对治疗措施的反应等仔细加以区别。

（五）治疗

室性心动过速是一种严重的快速心律失常，可发展成心室颤动，甚至心脏性猝死。同时有心脏病存在者病死率可达 50% 以上，所以必须及时诊断，予以适当处理。

药物可选用利多卡因，每次 0.5～1.0mg/kg 静脉滴注或缓慢静脉推注。必要时可每隔 10～30 分钟重复，总量不超过 5mg/kg。此药能控制心动过速，但作用时间很短，剂量过大能引起惊厥、传导阻滞等毒性反应。伴有血压下降或心力衰竭者首选同步直流电击复律 [1～2J/（s·kg）]，转复后再用利多卡因维持。预防复发可口服美西律、普罗帕酮、莫雷西嗪。

对多形性室速伴 Q-T 间期延长者，如为先天性因素，则首选 β 受体阻滞剂，禁忌 Ⅰa、Ⅰc 及Ⅲ类药物和异丙基肾上腺素，而后天性因素所致者可选用异丙基肾上腺素，必要时可试用利多卡因。

四、房室传导阻滞

（一）概述

房室传导阻滞是指由于房室传导系统膜部位的不应期异常延长，电激动从心房向心室传播过程中传导延缓或部分甚至全部不能下载的现象，临床上将房室传导阻滞分为3度：①Ⅰ度房室传导阻滞；②Ⅱ度房室传导阻滞；③Ⅲ度房室传导阻滞。

（二）病因

Ⅰ度房室传导阻滞在小儿中比较常见，大部分由急性风湿性心肌炎引起，但也可发生于发热、心肌炎、肾炎、先天性心脏病以及个别正常小儿；在应用洋地黄时也能延长 P–R 间期。Ⅱ度房室传导阻滞产生的原因有风湿性心脏病，各种原因引起的心肌炎、严重缺氧、心脏手术后及先天性心脏病（尤其是大动脉换位）等。Ⅲ度房室传导阻滞在小儿患者中较少见，病因可分为获得性与先天性两种，获得性者以心脏手术引起的最为常见，其次为心肌炎，此外新生儿低血钙与酸中毒也可引起，但一般为一过性；先天性者约 50% 患儿无心脏形态学改变，部分患儿有先天性心脏病或心内膜弹力纤维增生症等。

（三）临床表现

1. Ⅰ度房室传导阻滞

本身对血流动力学并无不良影响，临床听诊，除第一心音较低钝外，并无其他特殊体征，诊断主要通过心电图检查。但小儿 P–R 间期延长，直立或运动后可使 P–R 间期缩短至正常。此种情况说明 P–R 间期延长与迷走神经的张力过高有关。

2. Ⅱ度房室传导阻滞

临床表现取决于基础心脏病变以及由传导阻滞而引起的血流动力学改变。当心室率过缓时可引起胸闷、心悸，甚至产生眩晕和晕厥。听诊时除原有心脏疾病所产生的听诊改变外，尚可发现心律不齐、脱漏搏动。Ⅱ度房室传导阻滞分为莫氏Ⅰ型和莫氏Ⅱ型两种，前者较多见，但后者的预后则比较严重，容易发展为完全性房室传导阻滞，发生阿–斯综合征。

3. Ⅲ度房室传导阻滞

部分小儿并无主诉。获得性者以及有先天性心脏病者病情较重，因心搏出量减少而自觉乏力、眩晕、活动时间短。最严重的表现为阿–斯综合征发作，小儿知觉丧失，甚至发生死亡。某些患儿则表现为心力衰竭以及对应激状态的耐受能力降低。体格检查时脉率缓慢而规则。第一心音强弱不一，有时可闻及第三心音或第四心音。绝大多数患儿心底部可听到Ⅰ~Ⅱ级喷射性杂音，由心脏每次搏出量增加引起的半月瓣相对狭窄所致。因为经过房室瓣的血量也增加，所以可闻及舒张中期杂音。X线检查发现不伴有其他心脏疾病的Ⅲ度房室传导阻滞者中60%患儿亦有心脏增大。

（四）心电图特征

1．Ⅰ度房室传导阻滞

房室传导时间延长，心电图表现为P-R间期超过正常范围，但每个心房激动都能下传到心室。

2．Ⅱ度房室传导阻滞

窦房结的冲动不能全部传达心室，因而造成不同程度的漏搏，又可分为两种类型。

（1）莫氏Ⅰ型，又称为文氏现象

特点是P-R间期逐步延长，最终P波后不出现QRS波，在P-R间期延长的同时，R-R间期往往逐步缩短，且脱漏的前后两个R波的距离小于最短的R-R间期的两倍。

（2）莫氏Ⅱ型

此型特点为P-R间期固定不变，心房搏动部分不能下传到心室，发生间歇性心室脱漏，且常伴有QRS波的增宽。

3．Ⅲ度房室传导阻滞

房室传导组织有效不应期极度延长，使P波全部落在有效不应期内，完全不能下传到心室，心房与心室各自独立活动，彼此无关，心室率较心房率慢。

（五）治疗

1．Ⅰ度房室传导阻滞

Ⅰ度房室传导阻滞应着重病因治疗，基本上无须特殊治疗，预后较好。

2．Ⅱ度房室传导阻滞

Ⅱ度房室传导阻滞应积极治疗原发疾病。当心室率过缓、心脏搏出量减少时，可用阿托品、异丙肾上腺素治疗。预后与心脏的基本病变有关。由心肌炎引起者最后可完全恢复。当阻滞位于房室束远端，有QRS波增宽者预后较严重，可能发展为完全性房室传导阻滞。

3．Ⅲ度房室传导阻滞

有心功能不全症状或阿-斯综合征表现者需要积极治疗。纠正缺氧与酸中毒可改善传导功能。由心肌炎或手术暂时性损伤引起者，肾上腺皮质激素可消除局部水肿，可口服阿托品、麻黄碱，或异丙基肾上腺素舌下含服，重症者应用阿托品 0.01 ~ 0.03mg/kg 皮下或静脉注射，异丙肾上腺素 1mg 溶于 5% ~ 10% 葡萄糖溶液 250mL 中，持续静脉滴注，速度为 0.05 ~ 2 μg/(kg·min)，然后根据心率调整速度。具备以下条件者应考虑安装起搏器：反复发生阿 – 斯综合征，药物治疗无效或伴心力衰竭者。一般先安装临时起搏器，经临床治疗可望恢复正常，若观察 4 周左右仍未恢复者，考虑安置永久起搏器。

第三节　感染性心内膜炎

感染性心内膜炎（infective endocarditis，IE）是指由各种病原体感染引起的心内膜炎症病变，常累及心脏瓣膜，也可累及室间隔缺损处、心内膜或未闭动脉导管、动静脉瘘等处，在住院患者中发生率为 0.5/1000 ~ 1/1000。致病微生物除了最常见的细菌外，尚有真菌、衣原体、立克次体及病毒等。近年来，随着新型抗生素的不断出现，外科手术的进步，死亡率已显著下降，但由于致病微生物的变迁，心脏手术和心导管检查的广泛开展，长期静脉插管输液的增多等因素，最近几年，儿童感染性心内膜炎的发病率似乎有上升的趋势。在应用抗生素治疗前，本病的死亡率几乎为 100%。经合理应用抗生素治疗以来，病死率已下降至 20% ~ 25%。

一、病因

（一）易感因素

92% 的感染性心内膜炎患者有原发心脏病变，其中以先天性心脏病最为多见，约占 78%，室间隔缺损最常见，其他为法洛四联症、动脉导管未闭、肺动脉瓣狭窄、主动脉瓣狭窄、主动脉瓣二叶畸形等；后天性心脏病如风湿性瓣膜病、二尖瓣脱垂综合征等也可并发感染性心内膜炎。随着小儿心脏外科技术的发展，越来越多的小儿心脏病得以纠正甚至根治，但因此而留置在心腔内的装置或材料（如心内补片、人造心脏瓣等）是近年感染性心内膜炎常见的易感因素。

（二）病原体

几乎所有细菌均可导致感染性心内膜炎，草绿色链球菌为最常见的致病菌，但近年来所占比例已显著下降；金黄色葡萄球菌、白色葡萄球菌以及肠球菌、产气杆菌等革兰阴性杆菌引起的感染性心内膜炎显著增多。真菌性心内膜炎极少见，多有其他致病因素如长期应用抗生素、糖皮质激素或免疫抑制剂等。立克次体及病毒感染所致的心内膜炎较为罕见。少数情况下，感染性心内膜炎由一种以上的病原体引起，常见于人工瓣膜手术者。

（三）诱发因素

约 1/3 的患儿在病史中可找到诱发因素，常见的诱发因素为纠治牙病和扁桃体摘除术。近年心导管检查和介入性治疗、人工瓣膜置换、心内直视手术的广泛开展，也是感染性心内膜炎的重要诱发因素之一，其他诱发因素如长期使用抗生素、糖皮质激素和免疫抑制剂等。

二、病理机制

正常人口腔和上呼吸道常聚集一些细菌，一般不会致病，只有在机体防御功能低下时可侵入血流，特别是口腔感染、拔牙、扁桃体摘除术时易侵入血流，当心内膜特别是心瓣膜存在病理改变时，细菌易附着在损伤处生长繁殖，从而形成心内膜炎。例如，当左、右心室或主、肺动脉之间存在异常交通时，两侧间较大的压力差能够产生高速的血流，冲击心内膜面，使之损伤并暴露心内膜下胶原组织，与血小板和纤维蛋白聚积形成无菌性赘生物。当有菌血症时，细菌易在上述部位黏附、定植和繁殖，形成有菌赘生物。受累部位多在压力低的一侧，如室间隔缺损感染性赘生物常见于缺损的右缘、三尖瓣的隔叶及肺动脉瓣。狭窄瓣孔及异常通道两侧心室或管腔之间的压力差越大、湍流越明显，压力低的一侧越容易形成血栓和赘生物。

基本病理改变使心瓣膜、心内膜及大血管内膜面附着疣状感染性赘生物。赘生物由血小板、白细胞、红细胞、纤维蛋白、胶原纤维和致病微生物等组成。心脏瓣膜的赘生物可致瓣膜溃疡、穿孔；若累及腱索和乳头肌，可使腱索缩短及断裂；累及瓣环和心肌，可致心肌脓肿、室间隔穿孔和动脉瘤，大的或多量的赘生物可堵塞瓣膜口或肺动脉，进而导致急性循环障碍。

赘生物受高速血流冲击可有血栓脱落，随血流散布到全身血管导致器官栓塞。右心的栓子引起肺栓塞；左心的栓子引起肾、脑、脾、四肢、肠系膜等动脉栓塞。微小栓子栓塞毛细血管产生皮肤瘀点，即欧氏小结。肾栓塞时可致梗死、局灶性肾炎或弥漫性肾小球肾炎。脑栓塞时可发生脑膜、脑实质、脊髓、颅神经等弥漫性炎症，产生出血、水肿、脑软化、脑脓肿、颅内动脉瘤破裂等病变，后者破裂可引起颅内各部位的出血，如脑出血、蜘蛛膜下腔出血。

三、临床表现

起病缓慢，症状多种多样。大多数患者有器质性心脏病，部分患者发病前有龋齿、扁桃体炎、静脉插管、介入治疗或心内手术史。

（一）感染症状

发热是最常见的症状，几乎所有病例都有过不同程度的发热，热型不规则，热程较长，个别病例无发热，此外患者有疲乏、盗汗、食欲减退、体重减轻、关节痛、皮肤苍白等表现，病情进展较慢。

（二）心脏方面的症状

原有的心脏杂音可因心脏瓣膜的赘生物而发生改变，出现粗糙、响亮、呈海鸥鸣样或音乐样的杂音。原无心脏杂音者可出现音乐样杂音，约50%的患儿由于心瓣膜病变、中毒性心肌炎等导致充血性心力衰竭，出现心音低钝、奔马律等。

（三）栓塞症状

本病视栓塞部位的不同而出现不同的临床表现，一般发生于病程后期，但约1/3的患者为首发症状，皮肤栓塞可见散在的小淤点，指（趾）屈面可有隆起的紫红色小结节，略有触痛，此即欧氏小结。内脏栓塞可致脾大、腹痛、血尿、便血，有时脾大很显著。肺栓塞可有胸痛、咳嗽、咯血和肺部啰音。脑动脉栓塞则有头痛、呕吐、偏瘫、失语、抽搐甚至昏迷等。病程久者可见杵状指（趾），但无发绀。

同时具有以上三方面症状的典型患者不多，尤其是两岁以下婴儿往往以全身感染症状为主，仅少数患儿有栓塞症状和（或）心脏杂音。

四、辅助检查

（一）血培养

血细菌培养阳性是确诊感染性心内膜炎的重要依据，凡是原因未明的发热、体温持续在 1 周以上，且原有心脏病者，均应反复多次进行血培养，以提高阳性率。若血培养阳性，尚应做药物敏感试验。

（二）超声心动图

超声心动图能够检出直径＞ 2mm 以上的赘生物，因此对诊断感染性心内膜炎很有帮助。此外，在治疗过程中，超声心动图还可动态观察赘生物大小、形态、活动和瓣膜功能状态，了解瓣膜损害程度，对决定是否做换瓣手术有参考价值。该检查还可发现原有的心脏病。

（三）CT 检查

对怀疑有颅内病变者应及时做 CT，了解病变部位和范围。

（四）其他

血常规可见进行性贫血，多为正细胞性贫血，白细胞数增高和中性粒细胞升高，血沉快，C 反应蛋白阳性，血清球蛋白常常增多，免疫球蛋白升高，循环免疫复合物及类风湿因子阳性，尿常规有红细胞，发热期可出现蛋白尿。

五、诊断

对原有心脏病的患儿，如出现 1 周以上不明原因的发热应想到本病的可能，诊断除了了解病史、临床表现外，血培养是确诊的关键，超声心动图对判断赘生物的数目、大小、形态、位置和瓣膜的功能有重要的价值，但结果阴性也不能排除本病的可能。

（一）病理学指标

①赘生物（包括已形成栓塞的）或心脏感染组织经培养或镜检发现微生物。

②赘生物（包括已形成栓塞的）或心脏感染组织经病理检查证实伴活动性心内膜炎。

（二）临床指标

1. 主要指标

2 次血培养有相同的感染性心内膜炎的常见微生物（如草绿色链球菌、金黄色葡萄球菌、凝固酶阴性葡萄球菌、肠球菌等）。

（1）血培养

阳性。

（2）心内膜受累证据（超声心动图征象）

①附着于瓣膜、瓣膜装置、心脏或大血管内膜、人工材料上的赘生物。②腱索断裂、瓣膜穿孔、人工瓣膜或缺损补片有新的部分裂开。③心腔内脓肿。

2. 次要指标

①易感染条件：基础心脏疾病、心脏手术、心导管术、经导管介入治疗、中心静脉内插管。

②较长时间的发热（≥38℃），伴贫血。

③原有心脏杂音加重，出现新的心脏杂音或心功能不全。

④血管征象：重要动脉栓塞、感染性动脉瘤、淤斑、脾大、颅内出血、结膜出血、Janeway 斑。

⑤免疫学征象：肾小球肾炎、Osler 结、Roth 斑、类风湿因子阳性。

⑥微生物学证据：血培养阳性，但未符合主要指标中的要求。

（三）诊断依据

具备以下①～⑤项任何一项者可诊断为感染性心内膜炎：①临床主要指标 2 项；②临床主要指标 1 项和次要指标 3 项；③心内膜受累证据和临床次要指标 2 项；④临床次要指标 5 项；⑤病理学指标 1 项。

有以下情况时可排除感染性心内膜炎诊断：有明确的其他诊断解释临床表现；经抗生素治疗≤4 天，临床表现消除；抗生素治疗≤4 天，手术或尸检无感染性心内膜炎的病理证据。

临床考虑感染性心内膜炎，但不具备确诊依据的仍应进行治疗，根据临床观察及进一步的检查结果确诊或排除感染性心内膜炎。

六、治疗

积极抗感染、加强支持疗法，在应用抗生素之前必须先做几次血培养和药物敏感试验，以指导选用抗生素及剂量。

（一）抗生素

应用原则是早期、联合应用、剂量足、选用敏感的杀菌药、疗程要长。在具体应用时，对不同的病原菌感染选用不同的抗生素。

1. 草绿色链球菌

本病首选青霉素 G40 万～60 万 U/（kg·d），每 6 小时 1 次，静脉滴注，疗程 4～6 周；加庆大霉素 4～6mg/（kg·d），每 8 小时 1 次，疗程 2 周。对青霉素过敏者可选用头孢菌素类或万古霉素。

2. 金黄色葡萄球菌

对青霉素敏感者选用青霉素 G40 万～60 万 U/kg·d，加庆大霉素，用法同上；青霉素耐药时才选用苯唑西林钠或萘夫西林 200～300mg/（kg·d），每 6 小时 1 次，静脉滴注。治疗不满意或对青霉素过敏者选用头孢曲松或万古霉素：40～60mg/（kg·d），分 2～3 次，静脉滴注，疗程 6～8 周。

3. 革兰阴性杆菌或大肠埃希菌

本病选用氨苄西林 300mg/（kg·d），每 6 小时 1 次，静脉滴注，疗程 4～6 周；或用头孢哌酮或头孢曲松 200mg/（kg·d），每 6 小时 1 次，静脉滴注，疗程 4～6 周，加用庆大霉素 2 周。铜绿假单胞菌感染可加用阿莫西林 200～400mg/（kg·d），每 6 小时 1 次，静脉滴注。

4. 真菌

本病应停用抗生素，选用两性霉素 B 0.1～0.25mg/（kg·d），以后每天逐渐增加至 1mg/（kg·d），静脉滴注 1 次。可合用 5- 氟胞嘧啶 50～150mg/（kg·d），分 3～4 次服用。

5. 病原菌不明或术后者

病原菌不明或术后者选用萘夫西林加氨苄西林及庆大霉素，或头孢菌素类，或万古霉素。

上述抗感染药物应连用 4～8 周，用至体温正常，栓塞现象消失，血常规、血沉恢复正常，血培养阴性后逐渐停药。

（二）一般治疗

保证患者充足的热量供应，可少量多次输注新鲜血或血浆，也可输注丙种球蛋白。

（三）手术治疗

近年来，早期外科治疗感染性心内膜炎取得了良好效果，对心脏赘生物和污染的人造代用品清创,修复或置换损害的瓣膜,挽救了严重患者,提高了治愈率。手术指征为：①瓣膜功能不全引起的中重度心力衰竭；②赘生物阻塞瓣口；③反复发生栓塞；④真菌感染；⑤经最佳抗生素治疗无效；⑥新发生的心脏传导阻滞。

第五章 儿科神经系统常见疾病诊疗

第一节 急性横贯性脊髓炎

一、概述

急性横贯性脊髓炎（acute transverse myelitis，ATM）又称急性横贯性非特异性脊髓炎（不包括病毒性脊髓炎、化脓性脊髓炎、结核性脊髓炎、真菌性脊髓炎、梅毒性脊髓炎等特异性脊髓炎），是一原因尚不明确、急性或亚急性起病、进展迅速的横贯性炎性脊髓损害。目前多认为，本病可能为各种感染或预防接种所诱发的免疫介导性疾病。病变可累及脊髓的任何节段，以胸髓最常受累。临床上以双侧肢体无力（双下肢截瘫最为多见），伴受损平面以下完全性感觉障碍（传导束型感觉障碍）以及持续性的括约肌功能障碍为特点。肢体瘫痪程度因病变程度而不同，主要为上运动神经元瘫痪，疾病早期可出现脊髓休克，表现为肌张力降低、腱反射消失、病理反射阴性等弛缓性瘫痪的特点，脊髓休克期持续数天至数周不等。高位颈髓病变者可出现呼吸功能障碍而需要人工辅助呼吸。本病预后差异大，44%预后良好，33%可独立行走但存在痉挛性步态、感觉障碍或括约肌功能障碍，23%患儿遗留严重后遗症，不能独立行走。

二、病史要点

①病前 2 ~ 4 周是否有前驱感染（如上呼吸道感染、腹泻、出疹性疾病、流感、病毒性肝炎、传染性单核细胞增多症、HIV 等）或预防接种史（如狂犬病、破伤风、麻疹、乙肝疫苗等）。

②起病形式，是否伴有发热，是否有后背及下肢疼痛，病前是否有明确的外伤史。

③瘫痪发生的时间，瘫痪的部位（截瘫或四肢瘫），瘫痪的程度和进展，尤其应注意是否伴有流涎、呛咳、吞咽困难、声嘶、咳嗽无力以及呼吸困难。

④感觉障碍的表现和进展。

⑤括约肌功能障碍：是否有持续性的尿潴留、大小便失禁或便秘。

三、体检要点

（一）运动障碍

注意四肢肌力、肌张力、腱反射、病理征的检查。

（二）感觉障碍

全面的浅深感觉检查。

（三）脊柱

外观有无畸形，脊柱旁有无包块，有无脊柱压痛。

（四）颅神经

尤应注意Ⅸ、Ⅹ、Ⅻ后经颅神经有无麻痹表现。

（五）呼吸肌

肋间肌和膈肌功能。

（六）一般体检

注意血压、呼吸、心率，尤应注意有无青紫、呼吸困难及心律失常。

四、辅助检查

（一）脑脊液

半数以上患儿脑脊液可有轻度白细胞数增多和蛋白升高，糖及氯化物正常，病原学检查阴性。感染诱发者可有脑脊液 IgG 合成率升高。

（二）神经电生理检查

体感诱发电位（SEP）常有异常，运动神经传导速度（NCV）正常，可与周围神经疾病相鉴别；视觉诱发电位（VEP）正常，可与视神经脊髓炎、多发性硬化相鉴别。

五、诊断要点或诊断标准及鉴别诊断

（一）诊断

对于以双侧肢体无力，伴受损平面以下完全性感觉障碍以及持续性括约肌功能障碍的患儿，应考虑急性横贯性脊髓炎的诊断，根据 2002 年横贯性脊髓炎协作组所制定的诊断标准，符合全部纳入标准且不具备任何排除标准者，可确诊。

1. 纳入标准

①由于脊髓原因引起的感觉、运动及自主神经功能障碍。

②症状和（或）体征的双侧性（不必完全对称）明确的感觉平面。

③通过影像学排除脊髓受压（MRI 或脊髓造影）。

④CSF 细胞增多 / 鞘内 IgG 合成率增高 /MRI 显示增强信号均提示脊髓内炎症，如起病时不符合上述炎症特点，应在起病 2 ~ 7 天内重复 MRI 或腰穿。

⑤出现症状后 4 小时 ~ 21 天进展至高峰（假如患者因症状从睡眠中觉醒，症状应在醒后加重）。

2. 排除标准

①在过去 10 年中的脊髓放射史。

②符合脊髓前动脉血栓的明确血管分布区的功能障碍。

③与脊髓动静脉畸形符合的脊髓表面异常血管流空。

④结缔组织病的血清学和临床证据（如类肉瘤病、白塞病、干燥综合征、SLE、混合结缔组织病等）

⑤中枢神经系统梅毒、莱姆病、HIV、HTLV–1、支原体及其他病毒感染（HSV–1、HSV–2、EBV、HHV–6、肠道病毒等）的临床表现。

⑥脑 MRI 异常提示多发性硬化。

⑦视神经炎病史。

（二）鉴别诊断

①吉兰–巴雷综合征：又称急性感染性多发性神经根神经炎，临床以急性对称性弛缓性瘫痪、非传导束性感觉障碍（主观感觉异常）、一过性括约肌功能障碍、运动神经传导功能异常、脑脊液呈"蛋白–细胞分离"为特点。

②急性脊髓灰质炎或非脊髓灰质炎肠道病毒感染：脊髓灰质炎系脊髓灰

质炎病毒所致脊髓前角细胞病变,以非对称性肢体弛缓性瘫痪(常为下肢单瘫)为特点,无感觉障碍,脑脊液在早期白细胞增多,运动神经传导功能检测可见H反射异常,大便病毒分离可证实。非脊髓灰质炎肠道病毒感染是由柯萨奇病毒、埃可病毒等肠道病毒感染引起,临床表现与脊髓灰质炎类似,但瘫痪程度较轻,恢复较快,预后相对较好。

③视神经脊髓炎:除脊髓病变外,伴有视力下降或视觉诱发电位异常,是多发性硬化的一种亚型,视神经病变可出现在脊髓病变前、同时或之后。

④脊髓血管病:起病急骤,脊髓缺血常表现为脊前动脉综合征,除截瘫、持续性括约肌功能障碍外,伴有分离性感觉障碍(痛温觉丧失而深感觉存在);脊髓出血则常由外伤或血管畸形引起,脊髓 MRI 及脊髓血管造影助诊。

⑤椎管内肿瘤:起病缓慢,常以根痛或运动障碍为首发症状,其后逐渐出现脊髓压迫症状,脊髓 MRI 示椎管内占位。

六、病情观察及随访要点

①瘫痪的进展或恢复,随访肌力和腱反射、病理征的变化。

②感觉障碍的进展或恢复,随访感觉平面的变化。

③括约肌功能障碍的恢复。

④一旦发生呼吸肌麻痹,应严密随访呼吸功能的变化,监测动脉血气分析。

⑤并发症:注意预防肺不张、坠积性肺炎、压疮的发生,留置导尿管者应注意预防尿路感染。

七、治疗

①糖皮质激素:尚有争议,多数研究认为有助于改善预后。甲泼尼龙 15 ~ 20mg/(kg·d),连用 3 ~ 5 天,其后改为泼尼松 1 ~ 1.5mg/(kg·d),足量 2 周后逐渐减量,总疗程 1 ~ 2 月。

② IVIG:400mg/(kg·d),连用 3 ~ 5 天。

③神经营养药物。

④急性期卧床者,勤翻身,注意营养和预防感染。

⑤尿潴留者应定时按压膀胱帮助排尿,无效者则留置尿管导尿,定时开放尿管并予以膀胱冲洗,加强膀胱和直肠功能训练。

⑥康复训练，加强肢体功能训练和锻炼，辅以按摩、针灸、理疗，促进瘫痪恢复。

八、医患沟通

①急性横贯性脊髓炎是急性或亚急性起病、进展迅速的横贯性炎性脊髓损害。病程中有进行性肢体无力（截瘫最为多见，亦可出现四肢瘫），伴感觉障碍、二便障碍为特点。高位颈髓病变者可出现呼吸衰竭而危及生命，需转入ICU 人工辅助呼吸。

②急性期治疗可给予肾上腺糖皮质激素、营养神经等治疗，后期需积极进行康复治疗。

③随访有无复发或视神经损害，若出现上述情况，需考虑视神经脊髓炎或多发性硬化。

④本病预后差异大，约 44% 预后良好，约 33% 可独立行走但存在痉挛性步态、感觉障碍或括约肌功能障碍，23% 患儿遗留严重后遗症，不能独立行走。

第二节　热性惊厥

一、概述

热性惊厥（Febrile Convulsion，FS）是小儿时期最常见的惊厥病因，儿童期患病率 2% ~ 5%，在小儿各类惊厥中占 30%。热性惊厥的发作与颅外发热性疾病中体温骤然升高有关，70% 以上的热性惊厥发生于上呼吸道感染初期。目前热性惊厥的定义尚未完全统一，一般认为 3 个月 ~ 5 岁的婴幼儿（常见发病年龄为 6 个月 ~ 3 岁，高峰年龄为出生后 18 个月），体温在 38℃以上时突然出现惊厥，并排除颅内感染和其他导致惊厥的器质性和代谢性疾病，既往无热惊厥史者，可诊断为 FS。

大多数 FS 的临床经过及预后良好，30% ~ 40% 的患儿可出现 FS 复发，严重的 FS（如热性惊厥持续状态）也可引起不同程度的脑损伤，导致脑组织水肿、海马硬化萎缩及神经元变性坏死等，与日后情感行为异常、学习困难、智能发育落后及颞叶癫痫等存在一定的联系。

每例 FS 患儿复发情况变化很大，取决于遗传和环境因素（如反复感染高热）的相互作用。大多研究认为 FS 复发的危险因素有：①有 FS 或癫痫家族史；②首次 FS 的年龄 < 18 个月；③低热出现惊厥；④发热早期出现惊厥。发生 FS 持续状态的危险因素包括：①首次 FS 年龄小；②首次 FS 为部分性发作；③有癫痫家族史。如果首次 FS 持续时间长，FS 复发往往持续时间也长。部分 FS 患儿可能继发癫痫，尤其是具有以下危险因素者：①复杂性热性惊厥；②有癫痫家族史；③惊厥发作前已经有运动智能发育落后。具有的危险因素越多，FS 复发或继发癫痫的可能性越大。

二、病史要点

①发热初期（常在发热 24 小时内）体温骤升时突然出现的急性惊厥发作。

②初发年龄、惊厥前后体温、惊厥发作形式、持续时间、一次热程中的惊厥次数及惊厥发作后表现。

③复发者应询问复发次数、每次复发时的惊厥类型及持续时间。

④是否伴有头痛、呕吐、持续意识障碍、肢体活动障碍等脑病症状。

⑤伴随感染（如上呼吸道感染、腹泻、出疹性疾病、中耳炎等）及全身情况。

⑥有无围生期脑损伤、颅内感染及外伤史，有无智力、运动发育的障碍。

⑦有无热性惊厥、癫痫、智力低下及其他遗传代谢病家族史。

三、体检要点

①一般体检中注意体温、呼吸、心率、血压，注意有无循环衰竭。

②全身体检：注意原发病体征，有无皮疹、外耳流脓、咽峡炎，注意肺部体征，必要时直肠指检。

③神经系统检查：包括头围、有无异常皮肤损害（色素脱失、牛奶咖啡斑等），注意有无意识障碍、脑膜刺激征、病理反射及肌力、肌张力的改变。

四、辅助检查

（一）血液生化检查

若疑为低血糖、低血钙、低血钠及酸中毒等代谢性病因时，应完善相关的生化学检查。

（二）病原学检查

血、尿、便常规检查及血、尿、便、呼吸道分泌物等相关的细菌、病毒学检查有助于确定发热疾病的性质。

（三）脑脊液

临床上疑有颅内感染时，尤其是婴幼儿期首次热性惊厥，可行脑脊液检查与颅内感染鉴别。按美国儿科学会推荐，6 个月以内的小婴儿常需要进行脑脊液检查（排除颅内感染）。

（四）脑电图

有助于鉴别癫痫，一般在热退热后 1 周检查，以排除发作后一周内可能出现短暂慢波背景改变。

（五）头颅 CT 或 MRI 检查

有明显定位体征者，常需要进行头颅影像学检查。若需与先天性脑发育异常、脑出血、颅内感染、某些遗传性疾病如结节性硬化症、甲状旁腺功能低下等疾病鉴别时，行头颅影像学检查有助于相关诊断。

五、诊断要点或诊断标准及鉴别诊断

（一）诊断要点

①年龄：6 个月到 5 岁。

②发热初期所致惊厥发作。

③需排除颅内感染和其他导致惊厥的器质性或代谢性异常。

（二）分型标准

临床上主要根据惊厥发作形式、发作持续时间、发作次数将热性惊厥分为单纯性热性惊厥和复杂性热性惊厥。

①单纯性热性惊厥：全身性发作，持续时间 < 15 分钟，24 小时内无复发；不伴神经系统异常（如围产期脑损伤、神经运动发育异常、既往有无热惊厥史）。

②复杂性热性惊厥：局限性或不对称发作，持续时间 > 15 分钟，24 小时内发作 ≥ 2 次（符合以上标准之一）；和 / 或伴有发作后神经系统异常征象（如 Todd's 麻痹），或发作前有神经系统发育异常。

（三）鉴别诊断

①中枢神经系统感染：婴幼儿多见，常有发热等感染中毒症状，有惊厥、意识障碍等急性脑功能障碍表现，伴前囟膨隆、头痛、呕吐等颅内压增高，脑膜刺激征或病理征呈阳性，脑脊液检查有助于鉴别诊断。婴幼儿患脑膜炎时临床表现常不典型，易被误诊，故 2 岁以下首次热性惊厥发作患儿，尤其应注意与中枢神经系统感染相鉴别。

②中毒性菌痢：夏季为高峰季节，起病急骤、发展迅速、极为凶险，主要发生在 2 ~ 7 岁儿童，临床以严重毒血症为主要表现，病初肠道症状轻甚至缺乏。根据其临床表现可分为休克型、脑型和混合型，粪便检查或直肠指检有助于鉴别诊断。

③全身性代谢紊乱：低血糖、低血钙、低血钠等常引起婴儿惊厥，诊断时应注意鉴别，相关血生化检查不难鉴别。

④癫痫：癫痫是一组由于多种病因导致的神经元反复异常放电所致的慢性脑功能障碍，临床上出现反复两次或两次以上的痫性发作，具有慢性、反复发作性及刻板性特点，而不伴明显感染中毒症状。脑电图可见发作间期或发作期痫性放电。目前已证实部分热敏感性癫痫综合征与热性惊厥存在某些遗传学联系，尤其是全面性癫痫伴热性惊厥附加症、婴儿严重肌阵挛癫痫。

六、病情观察及随访要点

①急性期密切观察随访生命体征变化，警惕呼吸道分泌物增多引起窒息。

②记录体温、意识和神经系统体征的变化。大多数患儿惊厥持续时间短暂，很快就自行缓解，只要及时治疗原发病及注射或口服退热剂，多数惊厥就不再复发。

③随访脑电图改变，有无复发或转变为无热惊厥（癫痫）。

④根据患儿的临床特征，评估是否具有 FS 复发或继发癫痫的危险性，并对患儿家长进行宣教；决定是否需要进行药物预防。

七、治疗

①针对引起发热的感染性疾病进行抗感染治疗（遵循儿科用药的方法）。

②惊厥发作时止惊治疗：地西泮每次 0.3 ~ 0.5mg/kg（总量 < 10mg/ 次，

推注速度＜1mg/min），或咪达唑仑每次 0.1 ～ 0.3mg/kg，静脉缓推或直肠给药，必要时 15 ～ 20 分钟后可重复用药；发作频繁者可合用苯巴比妥每次 5 ～ 8mg/kg。

③对症治疗，加强降温处理（物理或药物降温）。

八、预防

具有热性惊厥复发危险因素，尤其是对已经有复发者，临床上可采用间歇短程预防性治疗，或长期口服抗癫痫药物预防复发。

（一）间歇短程预防性治疗

适应证：①首次 FS 后有 FS 复发危险因素者；②无复发危险因素，但已有 FS 复发者也可应用间歇短程预防性治疗。具体方法：平时不用药，在患儿每次患发热性疾病时口服地西泮，或直肠注入地西泮（溶液或栓剂）。若 8h 后仍发热，可再次直肠注入或口服地西泮 0.5 ～ 1mg/kg/ 天，每 8h 后重复给药，发热初期 48 ～ 72 小时内给药。间歇短程预防性治疗的疗程一般为 2 年，或用至患儿 4 ～ 5 岁。

（二）长期口服抗癫痫药物

FS 患儿长期口服抗癫痫药物的指征尚存在争议。Fukuyama 等制定的 FS 处理指南中指出，对于既往热性惊厥持续时间＞ 15min 或已有两次以上体温 ＜ 38℃发作者，若不能保证发热时及时使用间歇短程预防性治疗或间歇短程预防性治疗无效者，可建议长期口服抗癫痫药物预防发作。选择苯巴比妥 3 ～ 5mg/（kg·d）或丙戊酸钠 20 ～ 30mg/（kg·d）口服，使稳态血药质量浓度维持在有效范围。疗程一般 2 年，服药期间应注意药物的不良反应。

九、医患沟通

（一）热性惊厥

热性惊厥是小儿时期最常见的惊厥病因，常有遗传背景，惊厥多发生于急性发热的 24 ～ 48 小时内，临床经过大多良好，但亦可能在一次热程中出现丛集样发作，或惊厥持续状态。

（二）急性惊厥

急性惊厥发作时需控制惊厥和体温，同时治疗引起发热的原发病因。

（三）大多数热性惊厥

患儿预后良好，30% ~ 40% 的患儿可出现热性惊厥复发，针对复发的情况制定间歇短程预防性治疗或长期口服抗癫痫药物预防的方案。长期应用抗癫痫药物，应注意监测药物不良反应。（详见抗癫痫药物使用知情同意书。）

（四）4% ~ 8% 热性惊厥

患儿可转变成癫痫，与海马硬化、颞叶癫痫、全面性癫痫伴热性惊厥附加症（GEFS）、热性惊厥附加症（FS+）等存在一定的联系。婴儿期发作应随访鉴别 Dravet 综合征、Doose 综合征等癫痫脑病。

第三节　其他儿科神经系统常见疾病的诊疗

一、吉兰－巴雷综合征

（一）概述

吉兰－巴雷综合征（Guillain-Barré syndrome，GBS）又称急性感染性多发性神经根神经炎，是目前我国引起小儿急性弛缓性瘫痪的最常见原因。本病是一种急性免疫性周围神经病，感染或疫苗接种可诱发。周围神经内巨噬细胞和淋巴细胞浸润以及神经纤维脱髓鞘、轴索变性。临床上以进行性对称性弛缓性肢体瘫痪为主要特征，常伴有颅神经受累，IX、X、XII 后组颅神经麻痹时引起吞咽困难，构音障碍和咳嗽无力，易引起吸入性肺炎和窒息。严重时可出现呼吸肌麻痹。本病感觉障碍相对较轻，以主观感觉异常和神经根痛为主。部分患儿可有一过性尿潴留，直立性低血压、窦性心动过速、出汗异常等自主神经功能障碍。病程自限，瘫痪进展期不超过 4 周，绝大多数患儿于数周或数月恢复，10% ~ 15% 患儿于起病后 1 年遗留不同程度的肌无力，个别患儿（1.7% ~ 5%）急性期死于呼吸衰竭。

（二）诊断要点或诊断标准及鉴别诊断

1. 诊断

对于急性进行性对称性弛缓性瘫痪的患儿，应考虑 GBS 的诊断，结合脑脊液的"蛋白－细胞分离"现象和以脱髓鞘及（或）轴索变性为主要改变的神经传导特点，进一步确诊。

2．诊断标准

（1）GBS 的临床表现

进行性、对称性肢体瘫痪。①起病 1 周内深部腱反射减弱或消失；②病程进展不超过 4 周；③四肢感觉障碍。

（2）支持 GBS 诊断的实验室检查及电生理诊断标准

起病 3 周内，脑脊液中蛋白含量高于 0.45g/L，至少两侧肢体异常神经电生理特点支持急性炎症性多发性神经病变。①运动神经和感觉神经传导速度减慢（小于年龄正常下限的 80%）；②传导阻滞或暂时性的复合肌肉动作电位（CMAP）弥散；③远端潜伏期延长；④F 波异常（缺失、弥散）。⑤轴索病变特点：CMAP 波幅缺失；或者感觉神经的动作电位幅度小于年龄正常下限的80%。

（3）排除 GBS 诊断的特征

①持续性、非对称性肢体瘫痪；②有明显的或可感知的感觉平面。③明显的膀胱括约肌功能障碍和肠道功能紊乱；④脑脊液中单核细胞数目大于 50 个 /mL。

（三）治疗

①急性期卧床休息，勤翻身，注意保持功能位，预防压疮和坠积性肺炎。

②注意营养及水、电解质平衡。吞咽困难者给予鼻饲饮食。

③保持呼吸道通畅，维持正常通气功能，出现呼吸肌麻痹或窒息时，需要气管插管和机械通气。

④IVIG：400mg/（kg·d），连用 5 天，或总剂量 2g/kg，在 1～2 天静脉滴注。

⑤血浆置换：安全有效，但需专用设备，价格昂贵，儿科应用受限。

⑥肾上腺皮质激素：无明显疗效，有可能减轻神经根痛。

⑦康复治疗：恢复期加强肢体功能锻炼，促进瘫痪恢复，预防肌萎缩和关节挛缩。

二、瑞氏综合征

（一）概述

瑞氏综合征即急性脑病合并内脏脂肪变性综合征，是由于细胞内线粒体功能障碍引起的以脑水肿和肝功能障碍为特征的一组综合征。多发生于出生后

6个月至15岁的儿童，临床上在前驱的病毒感染后，出现呕吐、意识障碍、惊厥、严重颅压增高等脑症状以及肝功能异常和代谢紊乱。病因不明，多认为与流感和水痘关系密切，尤其是有水痘或有流感症状的孩子服用阿司匹林后，本病的发生率可能更高。大多预后差，可因脑水肿和脑疝死亡。然而，本病为自限性疾病，早期诊断、积极控制颅内高压，可降低患儿的病残率和病死率。

（二）病史要点

1. 询问前驱疾病情况

病前2周内有无上呼吸道和消化道病毒感染病史，有无接触流感或水痘流行，有无服用水杨酸制剂药物、进食霉变粮食制品。

2. 病情变化过程

有无前驱疾病治疗好转后病情又突然加重表现。

3. 神经系统症状

有无恶心、呕吐、意识改变、惊厥等症状，症状的发生、发展过程和严重程度；病情达高峰的时间。

4. 其他

有无黄疸、出血症状。

（三）体检要点

①判断意识障碍水平，有无去皮质或去脑强直等表现。有无腱反射亢进、锥体束征。

②观察瞳孔大小及光反应、呼吸频率和节律、血压、心率等生命体征，注意有无过度换气式呼吸。

③有40%患儿肝脏轻度增大，少数有中等程度肝大，质地柔软。

④急性期不应有局限性神经体征。眼底乳头水肿常不明显。黄疸大多不明显，或偶有轻度黄疸。

（四）辅助检查

1. 肝功能试验

有诊断价值。可表现出多种指标的异常，主要见转氨酶增高、血氨增高、凝血酶原时间延长。血浆游离脂肪酸和短链脂肪酸升高，胆红素正常或略增高。部分患儿有低血糖症，尤其以5岁以下多见。

2．血气分析

可见代谢性酸中毒和呼吸性碱中毒。对重症病例，也作为呼吸功能的监测。

3．腰椎穿刺除脑脊液压力增高，脑脊液常规和生化检查大多正常。有时伴有脑脊液糖降低和蛋白增高。

4．其他

血常规：白细胞总数大多明显增高，分类以中性粒细胞增高为主。肾功能轻度障碍。脑电图呈弥漫性高波幅慢波，可见痫性放电。影像学检查：头颅CT 和 MRI 检查有助于排除脑部占位性病变。

（五）诊断要点或诊断标准及鉴别诊断

1．诊断标准

①病前前驱病毒感染。

②前期感染后急性进行性脑病表现，没有神经系局灶征。

③实验室检查呈肝功异常；脑脊液压力高但无炎症改变等特点。

④排除其他类似疾病如脑炎、脑膜炎、其他脑病（感染中毒性、肝性）等。

⑤必要时肝活检证实脂肪浸润。

2．鉴别诊断

①中枢神经系统感染疾病：主要区别是其脑脊液有炎症改变。

②感染中毒性脑病：与瑞氏综合征的共同点是常与全身性感染有关，临床表现也是惊厥和意识障碍等颅内压增高的症状，脑部病理变化也是有脑水肿、没有炎症细胞浸润。但有原发病表现，常发生于原发疾病极期，无高氨血症。没有线粒体病变，不伴内脏脂肪变性。

③肝性脑病：与瑞氏综合征的主要区别是持续性肝功能损害，常伴有明显黄疸。

④遗传代谢性疾病：如尿素循环的酶系统的缺陷，全身性肉碱缺乏症，中链和长链脂肪酸酰基辅酶、脱氢酶缺陷等，许多都伴有高氨血症。其特点是有家族史，起病较早且有相同症状的反复发生或周期出现，肝不大，生长发育迟缓，常因进食大量其所不能代谢的食物而诱发，确诊要靠生化代谢分析、酶测定、基因分析等方法。

（六）病情观察与随访要点

1. 密切监测重要生命体征

呼吸、血压、心率等生命体征。

2. 注意神经系统症状与体征变化

呕吐、惊厥、肢体活动状况、对外界反应的改变。

3. 警惕脑疝的发生

动态观察瞳孔大小及其对光反射、有无动眼神经麻痹、呼吸节律和异常呼吸、意识障碍加深。

4. 监测肝功能与电解质变化

（七）防治措施

1. 降低颅压防治脑疝

降低颅压防治脑疝是降低病死率的关键。使用脱水药 20% 甘露醇每次 1 ~ 2g/kg，每 4 ~ 8 小时一次；甘油每次 0.5 ~ 2g/kg，每 8 ~ 12 小时一次；地塞米松每天 0.25 ~ 0.5mg/kg；严重病例借助呼吸机过度换气呼吸降低 PCO_2；也可试用苯巴比妥以降低脑细胞的代谢率。对重症病例争取持续颅压监测，保证脑的血流灌注压超过 50mmHg，即 6.7kPa。

2. 支持治疗

①维持水、电解质平衡，边补边脱，每天 60 ~ 80mL/kg，保持轻微脱水状，纠正低血糖，纠正酸中毒、低血钾症，维持正常血渗透压。

②维护肝脏功能。维生素 K 肌内注射，输注高渗葡萄糖液，控制高氨血症；精氨酸；必要时可进行血浆交换。

③保证足够的呼吸功能。血气监测，给氧。呼吸衰竭时使用人工机械呼吸。

④惊厥发作使用止惊药：地西泮静注、苯巴比妥。

⑤避免使用水杨酸类、吩噻嗪类药物。

（八）医患沟通

①瑞氏综合征系急性脑病合并内脏脂肪变性综合征，是由于细胞内线粒体功能障碍引起的以脑水肿和肝功能障碍为特征的一组综合征。急性期可出现呕吐、进行性意识障碍、反复惊厥、严重颅压增高，伴肝功能异常和糖、脂代谢紊乱。重者可因严重脑水肿导致脑疝发生，而危及生命，必要时需要转入 ICU 治疗。

②本病治疗无特效治疗,以对症支持治疗为主,降低颅压防治脑疝是关键,同时需止惊、保护肝脏功能、维持水电解质及糖代谢平衡。严重颅内高压时,若家属同意,可给予白蛋白 + 呋塞米加强降颅压的处理。急性进展期常有 1 ~ 2 周,经积极治疗仍可能出现生命危象。度过急性期后,需数周至数月的神经康复治疗。

③预后:病程自限,急性进展期有一定的病死率,其后可能遗留智力低下、癫痫等后遗症。

三、惊厥持续状态

(一)概述

惊厥持续状态指一次惊厥发作持续 30 分钟以上,或者发作间期意识不能恢复的 2 次或 2 次以上连续发作达 30 分钟以上。85% 发生在 5 岁以内。表现各种各样,分类有所差异。一般以临床和脑电图相结合对诊断较实用。

惊厥性癫痫持续状态:发作时以全身或局部肌肉抽搐为主。根据发作形式可分为:①全身强直—阵挛持续状态或称大发作持续状态;②阵挛性癫痫持续状态;③强直性癫痫持续状态;④肌阵挛持续状态;⑤部分性发作持续状态,也称为持续性部分性癫痫。新生儿惊厥持续状态病因多种多样,死亡率较高、存活者后遗症较多,临床表现大多不典型,常呈"轻微"抽动、呼吸暂停,肢体强直等奇异动作,发作形式多变,常由一个肢体游移到另一个肢体或由一组肌群移到另一组肌群。某些重症新生儿在 ICU 抢救期间,可能会因使用呼吸机等原因应用肌松剂,此时惊厥的临床表现不明显,甚至缺乏,需经脑电图监测方能诊断。

非惊厥性癫痫持续状态:以意识障碍和(或)精神行为异常为主要表现,可为癫痫的首发症状。常见以下两类:①复杂部分性癫痫持续状态,临床表现为不同程度的意识障碍、凝视、语言中止、自动症和各种精神症状。常有面部阵挛或抽动,亦可进展为全身性惊厥发作。可持续数小时、数日甚至数月,中间可有波动。脑电图异常电活动常见于颞区、额区或枕区。②失神癫痫持续状态:多见于 10 岁以内的患儿。发作时呈不同程度的持续性朦胧状态或仅有思维和反应变慢,严重意识混浊时则缄默不语、少动、定向力丧失,感觉、思维、记忆、认知等均有障碍,可有各种自动症表现,发作后不能回忆。持续数小时、数日、数月不等，可能被误诊为精神障碍类疾病。可进展为全身惊厥性发作。发作时脑电图呈持续性双侧同步对称的3Hz棘慢波（典型失神，长时间发作后波率可稍慢）或持续弥漫性高波幅 1～4Hz 不规则棘慢波、多棘慢波或慢波（不典型失神）。

（二）病史要点

①仔细询问病史和体检尤为重要，应注意患儿是否有发热，发作前有无精神症状、意识改变程度。首先应判断是否由颅内病变引起的惊厥，持续状态。若系无热惊厥，应考虑电解质紊乱或其他生化改变引起。另一类则可能是由癫痫病或肿瘤类疾病等引起。必须考虑年龄的特点。新生儿常见病因为电解质紊乱和产伤引起的脑损害、窒息、细菌性脑膜炎，并且发作时可以不典型，常表现为强直—阵挛性或强直发作。婴幼儿期以电解质紊乱、高热惊厥、脑发育不全、脑膜炎、脑炎和婴儿痉挛症等多见。发作类型多数为全身性发作。儿童期的病因多种多样，发作类型也各异。

②过去史：既往有无类似病史、复发次数、每次复发时的惊厥类型及持续时间、有无围生期异常及有无颅内感染和外伤史。

③生长发育史：有无运动及智力发育异常。

④家族史：有无热性惊厥、癫痫、智力低下及其他遗传代谢病的家族史。

（三）体检要点

重点是神经系统的体格检查，注意有无意识障碍、脑膜刺激症、病理反射及肌力肌张力的改变。

（四）辅助检查

1. 急需的检查项目

血常规、血电解质（钾、钠、钙、镁、氯、磷）、血糖、血气分析、肝肾功能、二便常规。

2. 进一步的检查项目

心肌酶谱、甲状旁腺素、抗癫痫药物血药浓度、毒物检测；伴感染征象应做血培养、脑脊液检查；疑诊代谢性疾病应做血尿氨基酸、有机酸筛查试验。

3. 发作期脑电图监测

视频脑电图。

4. 待惊厥控制后做影像学检查

MRI 或 CT。

5. 其他检查

X 线、ECG。

（五）诊断要点或诊断标准及鉴别诊断

①惊厥性癫痫持续状态的诊断一般不困难，根据惊厥发作时间即可明确诊断。应注意与以下情况鉴别：昏迷患者反复出现去大脑强直或去皮层强直，应与全身强直或强直 – 阵挛性持续状态鉴别；急性畸形性肌张力不全，应与全身强直性持续状态鉴别。脑电图持续性异常放电是鉴别诊断的主要依据。

②非惊厥性癫痫持续状态临床诊断有时比较困难，当癫痫患者出现长时间不可解释的意识障碍或行为异常时，应注意非惊厥性癫痫持续状态的可能，及时进行脑电图检查，如显示持续痫样放电则可确诊。

③结合临床和脑电图可进一步区分发作类型，重要的是做出病因诊断。

（六）治疗

1. 常规治疗

①保持呼吸道通畅：清除鼻咽腔分泌物，注意防止胃内容物反流引起窒息，用牙垫以防舌体咬伤。

②氧疗：无论临床是否有发绀，为了避免和减少脑损害，都应通过鼻前庭、面罩、头罩等方式给氧。

③减少刺激：为了避免再次发作，尽可能地减少一切不必要的刺激。

④监测抗惊厥药物的血浓度：便于调整药物的剂量（如苯巴比妥）。

⑤人工气道：对伴有脑水肿者，因随时可发生呼吸衰竭或窒息，应做好气管插管的准备。中枢性呼吸衰竭的患儿在控制惊厥时，宜及时进行人工机械通气。

⑥尽快开通静脉通道。

2. 病因治疗

应尽快明确原发病因，某些原发病因的治疗是控制惊厥的关键。如新生儿常见颅内出血、缺血缺氧性脑病、化脓性脑膜炎等；婴儿常见电解质紊乱、晚发性维生素 K 依赖因子缺乏症引起颅内出血等；儿童常见细菌性脑膜炎、病毒性脑炎、癫痫、中毒、高热惊厥和颅脑外伤等。

3. 抗惊厥治疗

本病常导致脑水肿或神经系统后遗症等不良后果，所以，应选用作用强、显效时间快、容易透过血脑屏障的止惊药物。

（1）苯甲二氮䓬（地西泮）

治疗惊厥持续状态的首选药物。地西泮一次剂量为 0.3 ~ 0.5mg/kg，在心电呼吸监护下可用到 1mg/kg。静脉注射速度以每分钟 1mg 较安全。每次剂量一般不宜超过 10mg。若抽搐不理想，15 分钟后可重复一次。每日总量不宜超过 40mg。可在注射地西泮后即刻给予止惊作用时间较长的苯巴比妥钠负荷量 15 ~ 20mg/kg 肌内注射，或用其他止惊作用较长的药物。不良反应一般较轻，但严重缺氧患者，特别是心脏存在动静脉分流的患者容易发生呼吸抑制。静脉注射速度不均匀，短时间速度太快，即使正常剂量也可抑制呼吸，应予以高度重视。

（2）咪唑地西泮（力月西）

水溶性地西泮类药物，能溶解于生理盐水和葡萄糖水是其最大的优点之一。静脉注射药物后 1.5 ~ 5 分钟脑内达到有效浓度，控制惊厥作用快，对控制难治性惊厥持续状态也较理想。最大优越性是不容易引起呼吸抑制。静脉注射，每次 0.05 ~ 0.2mg/kg。因半衰期短，仅需 48 分钟，所以在首剂量使用后，应该用维持量每小时 0.03 ~ 0.1mg/kg 持续静脉滴注，也可用苯巴比妥类止惊作用较长的药物维持治疗。

（3）氯羟地西泮

本品为苯甲二氮䓬类衍生物，控制全身性发作的作用较地西泮强 5 倍，作用时间较地西泮长 3 ~ 4 倍。作用显效快，静脉给药后数秒钟即达脑内，能有效控制惊厥发作。每次剂量 0.05 ~ 0.1/kg，静脉注射。一次最大剂量不超过 4mg。静脉注射后 15 分钟若惊厥仍发作，可重复一次。

（4）氯硝基地西泮（氯硝西泮）

脂溶性抗癫痫药物，容易透过血脑屏障，静脉注射后数分钟脑内浓度达高峰。控制惊厥作用比地西泮和硝基地西泮强 5 ~ 10 倍。对于惊厥持续状态，静脉给药控制抽搐可达 92.3%。部分病例在静脉注射过程中抽搐停止。本品作用时间较长，半衰期 18 ~ 38 小时，具有类似地西泮样显效快，同时兼有苯巴比妥钠持续时间长的优点。静脉注射剂量每次 0.03 ~ 0.1mg/kg，注射速度小于 0.1mg/s。静脉给药 12 小时后可肌内注射 0.05 ~ 0.1mg/kg 维持，每日一次，不良反应主要有嗜睡、共济失调。很少发生呼吸抑制或低血压，是一种较安全的抗惊厥药物。

（5）苯巴比妥钠

静脉注射本品后 3 分钟脑内药物浓度达高峰。维持作用时间较长，半衰期 96 ~ 120 小时。抗惊厥持续状态应静脉给予负荷量 5 ~ 15mg/kg，注射速度每分钟 1mg/kg。为了保持 15 ~ 30mg/L 的有效血浓度，在负荷量后 12 ~ 24 小时应给予维持量 5mg/（kg·24h），持续静脉滴入，每日总量不宜超过 300mg。临床常在静脉注射地西泮后，在肌内注射苯巴比妥钠 5 ~ 10mg/kg 维持治疗。苯巴比妥钠静脉注射可抑制呼吸。肌内注射不良反应较少，偶尔可引起重症多形性红斑。长期口服可导致维生素 D 缺乏。

（6）苯妥英钠（大仑丁）

优越性是无中枢神经系统的全面抑制，不降低觉醒水平和抑制呼吸，便于观察病情。特别适用于脑外伤、颅内感染等脑部疾病所致惊厥持续状态。静脉注射显效时间快，注入药物 3 ~ 6 分钟后脑内药物浓度达高峰，有效血浓度维持 12 ~ 24 小时。静脉给药负荷量为 15 ~ 20mg/kg，给药速度小于 1mg/（kg·min）。使用负荷量后 12 ~ 24 小时，应给予维持量 5mg/（kg·24h），可持续静脉滴入，也可分 2 ~ 3 次给予。本品不良反应较轻，一般对人的心脏毒性作用少见，若发生心率减慢或低血压时应考虑停药。

（7）硫喷妥钠

超短时作用的巴比妥类药物，常用于手术的基础麻醉。控制惊厥效果佳，主要用于其他药物无效的难治性惊厥持续状态。容易抑制呼吸是其最大的不良反应。静脉注射前应做好气管插管的准备，并应边观察呼吸边缓慢静脉注射，一旦抽搐停止就即刻停药。剂量为 10 ~ 20mg/（kg·次），用蒸馏水配成 1.25% ~ 2.5% 溶液。先给予 5mg/kg，以 0.5mg/（kg·min）的速度缓慢注射，若不能控制惊厥，再继续以同样速度追加剂量。

（8）利多卡因（塞罗卡因）

静脉注射此药后起效快。每次 1 ~ 2mg/kg，注射速度不宜过快。若一次控制抽搐不理想，5 ~ 15 分钟可静脉重复一次，一般可重复 3 次。利多卡因静脉注射后会很快失去作用，常在静脉注射后即刻给予 30 ~ 40μg/（kg·min），持续滴入维持治疗。长期治疗应改用其他抗惊厥药物。不良反应主要为静脉速度太快容易引起血压下降和传导阻滞，使用此药应监测心脏功能。

4. 脱水药的应用

惊厥持续状态常导致脑细胞的不可逆损害，或者在脑部原发病的基础上加重脑水肿。应用脱水药可以有效地控制抽搐，也可以缓解脑水肿，有利于病因治疗。使用脱水药时间的长短，应根据病因选择。通常对脑部病变的患儿，宜长时间应用；对电解质紊乱等，可以短时间使用数次。

①甘露醇：不要长时间每4小时给药，不能让血浆渗透压大于320mmol/L。同时，还应注意电解质紊乱。目前，一般主张甘露醇剂量为 0.5 ~ 1.5 克 /（kg·次）q8h 或 q6h。

②甘油：不容易导致高渗血症。但此药含钠量较高，相当于生理盐水的含量，所以，容易引起高钠性电解质紊乱。此外，静脉注射甘油速度太快，可引起急性溶血。通常以静脉 1 ~ 2 小时滴入效果较好。常用剂量每次 0.5 ~ 1.5 克 /kg，每日 2 ~ 4 次。

5. 肾上腺皮质激素

主要用于颅内病变引起的惊厥持续状态。作用机理有非特异性的细胞膜稳定和非特异性抗炎、解毒作用，并且具有保护和修复血脑屏障的功能，对血管源性脑水肿更为重要。临床使用糖皮质激素应权衡利弊，不可盲目使用。

①甲泼尼龙：中效糖皮质类固醇，显效作用较快，常用剂量 1 ~ 2mg/（kg·d），分2次静脉注射或静脉滴入。

②地塞米松：长效糖皮质类固醇，用药后4小时发挥作用，显效时间较慢，但不容易引起水钠潴留。常用剂量 0.5 ~ 1mg/（kg·d），分 1 ~ 2 次静脉注射或静脉滴入。

6. 长期抗惊厥

①对于惊厥持续状态患儿，不论原来是否有癫痫病史，在本次发作后都应口服（或肌内注射）抗惊厥作用时间较长的药物如苯巴比妥。在原发病（如感染、高热）尚未完全消退之前，用量稍大些，数日后改用维持量，即 3 ~ 5mg/（kg·d），可以避免短期内惊厥复发。

②抗惊厥药物的维持量应该使用多长时间，要根据原发病因来决定。若病因是高热惊厥或是电解质紊乱，则在发作控制以后，可短时应用抗惊厥药物

维持数次，病因去除后就可停药；病因是颅内感染，抗惊厥药物疗程要稍长些，根据临床症状、脑电图恢复情况，可以使用数周至 1 ～ 2 年不等；若本次发作的患儿原来有癫痫病史，或者脑电图证实为首发癫痫病者，都应长期抗癫痫治疗。应按癫痫病长期规律服药 2 ～ 4 年，再逐渐减量和停药；若由急性颅脑外伤引起的惊厥持续状态，在控制发作的基础上，去除病因后，一般不必长期给药，但发生继发性癫痫，就应长期治疗。

第六章　儿科消化系统常见疾病诊疗

第一节　消化性溃疡

消化性溃疡主要指发生在胃和十二指肠的慢性溃疡，因其与胃酸－胃蛋白酶的消化作用有关而得名。过去认为小儿消化性溃疡并不多见，主要原因是儿童期消化性溃疡缺乏典型症状，且各年龄段临床表现差异很大，进行内镜检查较少，因此常致误诊、漏诊。近年来随着诊断技术的进步，小儿消化性溃疡患者数量逐年增多。2岁内胃溃疡（gastric ulcer，GU）和十二指肠溃疡（duodenal ulcer，DU）的发病率相近，多为继发性和急性，随着年龄的增长，十二指肠溃疡更为多见，并多为原发性和慢性；男性多于女性。

一、病因与发病机制

近年来的实验与临床研究表明，胃酸分泌过多、幽门螺杆菌感染和胃黏膜保护作用减弱等因素是引起消化性溃疡的主要因素。胃排空延缓和胆汁反流、胃肠肽的作用、遗传因素、药物因素、环境因素和精神因素等都和消化性溃疡的发生有关。

（一）饮食与不良生活习惯

一般认为，饮食不当、缺乏规律或进食时不经细嚼可增加溃疡的危险性。

（二）胃酸和胃蛋白酶的侵袭作用

消化性溃疡的最终形成是由于胃酸－胃蛋白酶自身消化所致。胃酸的存在是溃疡发生的决定因素。引起胃酸分泌增多的因素如下：①壁细胞数增多；②分泌酸的驱动性增加；③壁细胞对泌酸刺激物的敏感性增加；④对酸分泌的抑制减弱，胃酸反馈性抑制机制的失灵。

（三）黏膜屏障作用受损

正常胃黏膜具有保护功能，包括黏液分泌、胃黏膜屏障完整性、丰富的黏膜血流和上皮细胞的再生等，各种食物的理化因素和酸性胃液的消化作用均不能损伤胃黏膜而导致溃疡形成。上述天然保护屏障一旦受损，消化性溃疡发生概率会增加。

（四）胃排空功能异常

胃溃疡病变发生时，胃窦和幽门区域会发生退行性变化，可使胃窦收缩失效，从而影响食糜的向前推进，胃排空延缓可能是胃溃疡病发病机制中的一个因素。

（五）幽门螺杆菌

幽门螺杆菌（Helicobacterpylori，Hp）感染是慢性胃炎的主要病因，是引起消化性溃疡的重要病因。在 Hp 黏附的上皮细胞可见微绒毛减少，细胞间连接丧失，细胞肿胀、表面不规则，细胞内黏液颗粒耗竭、空泡样变，细菌与细胞间形成黏着蒂和浅杯样结构。

（六）精神因素

根据现代的心理－社会－生物医学模式观点，消化性溃疡属于典型的心身疾病范畴之一。心理因素可影响胃液分泌。

（七）药物

某些解热镇痛药、抗癌药等，如吲哚美辛、保泰松、阿司匹林、肾上腺皮质激素、氟尿嘧啶、甲氨蝶呤等曾被列为致溃疡因素之一。在上述药物中，对阿司匹林的研究比较多，结果表明规律性应用阿司匹林的人容易发生胃溃疡病。有人指出，规律性应用阿司匹林者较之不用阿司匹林者胃溃疡病的患病率约高 3 倍。

（八）遗传易感性

现代医学研究发现消化性溃疡的发生具有遗传易感性，而且证明胃溃疡和十二指肠溃疡病具有不同的易感基因，互不相干。胃溃疡患者的家族中，胃溃疡的发病率较正常人高 3 倍；而在十二指肠溃疡患者的家族中，更多发生的是十二指肠溃疡而非胃溃疡。

二、临床表现与诊断

（一）临床表现

1. 不同年龄的小儿临床表现差异很大

（1）新生儿期

此期胃溃疡多于十二指肠溃疡，以急性应激性溃疡多见，通常见于早产儿，以及有窒息、缺氧、低血糖、呼吸窘迫综合征、重症感染患者。以突然消化道出血及穿孔为主要特征，大多在出生后24～48h发生，起病急促，呕血、便血、腹胀、休克，易被误诊，往往在手术或尸检时才被确诊。少数患儿表现为哭闹、拒奶、呕吐等非特异症状。

（2）婴幼儿期

此年龄期仍以急性应激性溃疡为多，胃溃疡和十二指肠溃疡的发病率相等。应激性溃疡临床表现危急，呕血、便血、穿孔可以是首发症状。原发性溃疡则多表现为食欲差、呕吐、进食后阵发性哭闹、腹胀不适，因呕吐和吃奶差引起生长发育迟缓，也表现出呕血和黑便。

（3）学龄前儿童

原发性溃疡渐增多，胃溃疡和十二指肠溃疡的发病率相近。临床表现多有腹痛，呈不规则间歇性，常位于脐周，与进食无明显关系，有时也表现为"心窝部疼痛"，进食后加重，部分患者有夜间痛、清晨腹痛。进食后呕吐是另一常见的临床表现，黑便、呕血可为主要症状之一。

（4）学龄儿童

以原发性溃疡及十二指肠溃疡多见，临床症状渐渐与成人接近。腹痛为最常见的临床表现，大多呈间歇性，偶尔持续性或周期性间以数周或数月；多位于剑突下，也可在脐周；多为隐痛，也可为剧烈烧灼感；与进食无关，有时进食后缓解，但数小时后再度发作。还可出现嗳气、泛酸、便秘、消瘦。一些患儿无慢性腹痛，突然呕吐、黑便、昏厥甚至休克。也有表现为慢性贫血伴粪便隐血阳性。并发症有消化道出血、溃疡穿孔、幽门梗阻，以出血为多见。

2. 辅助检查

（1）胃镜检查

胃镜检查是诊断消化性溃疡最可靠的方法，具有确诊价值。不仅诊断率高，达95%，而且在确定溃疡数目、形状、部位和分期情况时更为可靠。溃疡多呈圆形、椭圆形，少数呈线形、不规则形。十二指肠溃疡有时表现为1片充血黏膜上散在小白苔，形如霜斑，称"霜斑样溃疡"，在小儿不少见。根据部位分为胃溃疡、十二指肠溃疡、复合性溃疡（胃和十二指肠溃疡并存）。根据胃镜所见分为3期。

①活动期：溃疡基底部有白色或灰白色厚苔，边缘整齐，周围黏膜充血、水肿，有时易出血，黏膜向溃疡集中。霜斑样溃疡属活动期。

②愈合期：溃疡变浅，周围黏膜充血、水肿消退，基底出现薄苔。

③瘢痕期：溃疡基底部白苔消失，遗下红色瘢痕，以后红色瘢痕转为白色瘢痕，其四周黏膜呈辐射状，表示溃疡完全愈合，可遗留轻微凹陷。

（2）X线检查

应用硫酸钡进行胃肠造影。壁龛或龛影是唯一确诊溃疡的X线直接征象。一些征象如局部压痛，胃大弯痉挛切迹，幽门梗阻，十二指肠球部激惹、痉挛、畸形，能提示溃疡的存在但不能作为确诊依据。X线诊断小儿消化性溃疡的准确性大约达60%；如果是急性溃疡浅表，愈合快，更易误诊。

（3）Hp的检测

目前有两种方式检测Hp，一是消化镜下取胃黏膜组织，做细菌培养、组织切片染色、快速尿素酶试验等，是有创检查；另一方法是无创法，进行 ^{13}C-尿素呼吸试验及粪便Hp抗原检测，除血清抗体检查，其他检查均需停质子泵抑制剂2周以及抗生素和铋剂4周。

（4）胃液分析

对小儿消化性溃疡的诊断价值不大，但对顽固性溃疡可测定胃酸的分泌功能，如持续升高，应注意是否有促胃液素瘤。

（二）诊断

小儿消化性溃疡的临床诊断比较困难，主要是因其症状、体征缺乏特异性。凡临床出现反复性腹痛、呕吐、大便潜血阳性、原因不明的贫血、呕血、便血或胃肠穿孔都应考虑到本病，进一步行上消化道钡餐和内镜检查确诊，首选消化内镜检查。

三、治疗原则与策略

（一）治疗原则

消除病因，控制症状，促进溃疡愈合，预防复发，避免并发症。

（二）治疗策略

治疗消化性溃疡有 4 个目的：缓解症状，促进愈合，预防复发，防止并发症。合并 Hp 感染者应予以抗 Hp 治疗。所有无严重并发症的患儿均应首先进行内科治疗，只有内科治疗无效的顽固性溃疡或发生大出血、穿孔、器质性幽门梗阻时才考虑手术治疗。内科治疗包括药物治疗，消除有害的因素如避免应用激素、非甾体类抗炎药（NSAID）等，减少精神刺激和适当休息。

1. 一般治疗

饮食规律，定时适量，食物宜软、易消化，避免过冷、过硬、过酸、粗糙的食物和酒类及含咖啡因的饮料。改善睡前进食习惯，避免精神紧张。尽量不用或少用对胃有刺激性的药物，如激素、非甾体类抗炎药（NSAID）等。

2. 药物治疗

药物治疗包括抑制胃酸分泌、强化黏膜防御能力、抗 Hp 治疗。

（1）抑制胃酸治疗

抑制胃酸治疗是消除侵袭因素的主要途径。

常用的药物如下。

①组胺 H_2 受体拮抗剂（H_2RI）：雷尼替丁 3 ~ 5mg/（kg·d），每 12h 用 1 次或睡前服用 1 次，疗程为 4 ~ 8 周；西咪替丁 10 ~ 15mg/（kg·d），每 12h 用 1 次，疗程为 4 ~ 8 周；法莫替丁 0.9mg/（kg·d），睡前 1 次，疗程为 2 ~ 4 周。

②质子泵抑制剂（PPI）：奥美拉唑 0.6 ~ 1mg/（kg·d），清晨顿服，或分 2 次，餐前口服，疗程为 2 ~ 4 周。

③中和胃酸的药物：氢氧化铝凝胶、铝碳酸镁等，起缓解症状和促进溃疡愈合的作用。

④促胃液素受体阻断药：丙谷胺，主要用于溃疡病后期，作为其他制酸药（尤其是质子泵抑制剂）停药后的维持治疗，以抗胃酸反跳。

（2）强化黏膜防御能力

①硫糖铝：10 ~ 25mg/（kg·d），分 4 次服用，疗程为 4 ~ 8 周。

②铋剂类：胶态次枸橼酸铋钾（CBS）、果胶酸铋钾、复方铝酸铋。前者剂量为 6 ~ 8mg/（kg·d），分 3 次服用，疗程为 4 ~ 6 周。铋剂可导致神经系统的不可逆转损害、急性肾衰竭，尤其当长期、大剂量应用时，小儿应用尤应谨慎，应严格掌握剂量和疗程，最好有血铋浓度监测。

③柱状细胞稳定剂：麦滋林 –S（marzulene–S）、替普瑞酮、吉法酯等为溃疡病的主要辅助用药。

（3）抗 Hp 治疗

临床选用的药物有次枸橼酸铋钾（CBS，适用于 6 岁以上)6 ~ 8mg/(kg·d)，分 2 次（餐前服用）；阿莫西林（羟氨苄青霉素）50mg/（kg·d），最大剂量 1g，分 2 次；克拉霉素 10 ~ 15mg/（kg·d），最大剂量 0.5g，分 2 次；甲硝唑 20mg/（kg·d），最大剂量 0.5g，分 2 次；或替硝唑 20mg/（kg·d）。应用多种药物联合治疗。

（4）供参考方案

以 PPI 为中心药物的"三联"方案。

① PPI+ 上述抗生素中的 2 种，2 周。

② PPI+ 上述两种抗生素中的 1 种，1 周。以铋剂为中心药物的"三联""四联"方案：a.CBS 4 ~ 6 周 +2 种抗生素（阿莫西林 4 周、克拉霉素 2 周、甲硝唑 2 周或替硝唑 2 周、呋喃唑酮 4 周）；b.CBS 4 ~ 6 周 +H$_2$RI 4 ~ 8 周 + 上述两种抗生素 2 周。

（5）推荐方案

一线方案：①标准三联疗法（适用于克拉霉素耐药率 20% 以下地区）：PPI+ 克拉霉素 + 阿莫西林或 PPI+ 克拉霉素 + 甲硝唑，疗程 10 ~ 14d，其中前者是目前应用于儿童最佳的一线方案，后者用于青霉素过敏患儿；②克拉霉素耐药率 20% 以上地区，选用含铋剂的三联疗法（铋剂 + 阿莫西林 + 甲硝唑组成）以及序贯疗法（由 2 个 5d 组成，前 5d PPI+ 阿莫西林，后 5d PPI+ 克拉霉素 + 甲硝唑）。

二线方案：用于一线方案治疗失败者，①含铋剂的四联疗法，由 PPI+ 阿莫西林 + 甲硝唑（或替硝唑）+ 铋剂组成，铋剂使用的安全性有相关研究报道显示，在治疗 Hp 感染过程中，含铋剂的治疗组相比不含铋剂的治疗组只有大便颜色的改变，短期使用未见其他不良反应；②伴同疗法（PPI+ 阿莫西林 + 克拉霉素 + 甲硝唑），疗程 10 ~ 14d。

3. 手术治疗

适应证如下。

①大量出血经内科紧急处理无效时。

②急性溃疡穿孔时。

③器质性幽门梗阻时。

④内科治疗无效的顽固性溃疡。

⑤溃疡疑有癌变时。

第二节　胃食管反流和胃食管反流病

胃食管反流（gastroesophageal reflux，GER）是指胃内容物反流入食管，有生理性和病理性之分，以反流为主要临床表现。小儿 GER 大多为生理性，出生后 1 ~ 4 个月为最好发的年龄，到 12 ~ 18 个月时会自行好转。如反流频繁发作或持续发生，即考虑为病理性。如引起反流性食管炎、吸入综合征、生长障碍，甚至神经精神症状时，称胃食管反流病（GERD），GERD 是最常见的、各个年龄段的儿童均可发生的食管疾病。

一、病因和发病机制

（一）下食管括约肌（Low esophageal spllincter，LES）抗反流功能降低

LES 张力下降和一过性的 LES 松弛。以往认为 LES 压力（Lower esophageal sphincterpressure，LESP）降低是引起 GER 的主要原因。但很多研究结果表明，病理性 GER 患儿 LESP 大多正常，而静息 LESP 在生理性和病理性 GER 患儿中也无显著差异。因此认为 GER 的发生并不意味着静息 LESP 的低下。目前认为，一过性 LES 松弛（transient lower eshageal spllincterre–ation，

TLESR）是引起小儿 GER 的重要原因。

（二）下食管括约肌长度（Lower esophagealsphincter lenth，LESL）的抗反流功能减弱

LESL 是反映 LES 功能的客观指标，其腹内段在抗反流机制中发挥重要作用。研究表明，LESL 随年龄增加而增长，胸内段和腹内段长度也呈现相同的变化。出生后至 3 岁是 LESL 快速增长的时期，3 岁以后 LESL 的抗反流功能逐渐成熟。这可能是婴幼儿较易发生反流的解剖学基础。食管裂孔疝患儿发生反流的机制是由于 LES 长度不足，主要是由腹内段长度不足甚至消失而引起。

（三）LES 周围组织的作用低下

腹腔段食管的长度随着年龄的增加而伸长。早产婴儿的腹腔段食管非常短，部分食管裂孔疝患儿因缺少腹腔段食管的作用，容易发生 GER。小婴儿 His 角较大，也易发生反流。

（四）食管廓清能力降低

当食管蠕动振幅减弱或消失，或出现病理性蠕动时，食管通过蠕动清除反流物的能力降低，延长了反流的有害物质在食管内的停留时间，增加了对黏膜的损伤。体位也可影响食管的廓清能力，睡眠时身体往往处于平卧位，重力对食管内物质的移动作用几乎消失，再加上唾液分泌减少和食管蠕动降低，反流物常滞留于贲门附近。因此，睡眠时的反流危害性更大。

（五）食管黏膜的屏障功能破坏

反流物中的某些物质使食管黏膜的屏障功能受到损伤，黏膜抵抗力减弱。损伤因素主要是胃酸和胃蛋白酶，其次是由十二指肠反流入胃的胆盐和胰酶。一旦食管下段上皮呈现 Barrett 食管时，其抵抗力大大削弱。

（六）胃排空延迟

胃排空能力低下，使胃容量和压力增加，当胃内压增高超过 LESP 时，可诱发 LES 开放；胃容量增加导致胃扩张，易诱发 TLESR。已有报道证实相当高比例的 GER 婴儿有胃排空延迟，从而可增加反流发生的频率和餐后反流的发生。

二、临床表现与诊断

一般情况下，除非反流的胃内容物到达口腔，否则反流是不会被注意的。

（一）临床表现

1. 食管症状

①GER 的临床表现随年龄而有所不同，新生儿和婴幼儿以呕吐为主要表现，85% 的患儿出生后第 1 周即开始出现呕吐，如不经治疗，60% 患儿 6 ~ 12 个月症状消失，主要是因抗反流机制已臻完善。婴儿还可表现为溢乳、反刍或吐泡沫、拒食，年长儿可表现为胸骨后烧灼痛、腹痛、反酸、嗳气、反胃等。

②反流性食管炎：患儿可有以下症状或无症状。

A.胸骨后灼烧感：位于胸骨下端，饮用酸性饮料可使症状加重，服用抗酸剂可减轻症状，见于年长儿。

B.咽下困难：婴幼儿表现为喂食困难、烦躁或拒食，年长儿可有咽下疼痛，如并发食管狭窄则可表现为严重呕吐和吞咽困难。

C.呕血或便血：当食管炎症严重，发生糜烂或溃疡时，可出现呕血或黑便。

③Barrett 食管：是食管下端的鳞状上皮被增生的柱状上皮所代替。Barrett 食管的主要并发症是食管溃疡、狭窄和腺癌。

2. 食管外症状

①生长障碍：生长障碍是最常见的食管外症状，80% 的患儿主要表现为体重不增和生长发育迟缓。伴有反流性食管炎时可致蛋白丢失性肠病而引起低蛋白血症，也可导致慢性贫血。

②吸入综合征：症状因年龄而不同，婴幼儿表现为阻塞性呼吸暂停、喘鸣，以及有原发病如喉软化、支气管肺发育不良时的下呼吸道疾病，甚至婴儿猝死综合征等。年长儿可表现为哮喘、耳鼻咽喉疾病如咽炎或鼻窦炎。支气管炎、哮喘、肺炎与 GER 之间的关系难以证实，其因果关系尚不清楚。

③精神神经症状：部分患儿表现为烦躁不安、易激惹、夜惊、婴儿鬼脸（infantile arching）及神经系统疾病。所谓 Sandifer 综合征，是指病理性 GER 患儿表现类似斜颈的一种特殊的"公鸡头样"的姿势，同时伴有胃食管反流、杵状指、蛋白丢失性肠病及贫血症。

（二）诊断

根据完整的病史与体检对于大多数有典型 GERD 症状的患儿常常可做出初步诊断，但仅凭临床症状有时难以与其他引起呕吐的疾病相鉴别，应针对不同情况，选择必要的辅助检查以明确诊断，可以选择的有关辅助检查如下。

1. 食管钡餐造影

该检查能观察食管的形态、运动状况和食管与胃连接部的组织结构。是检查食管功能较有用的简便易行的方法之一，但易出现假阳性或假阴性。对有呕吐和吞咽困难的患儿，可排除 GER 以外的上消化道疾病，如食管狭窄、食管裂孔疝、贲门失弛缓症、胃出口处或小肠梗阻。钡剂反流进入食管部位的高度及频率对诊断 GER 有参考价值。

2. 食管动态 pH 监测

24h 食管动态 pH 监测，被认为是诊断 GER 的金标准，无论是敏感性还是特异性均列各种诊断方法的首位。该检查不仅可以发现反流，还可以了解反流的程度以及反流与症状、体位、进食的关系，且能甄别是生理性还是病理性。

3. 食管内镜检查及黏膜活检

随着电子胃镜在儿科的安全应用，通过胃镜及活组织检查可确定是否有食管炎的黏膜病变，以及有无 Barrett 食管，并能确定其程度，但不能反映反流的严重程度，如胃镜及活检正常，也不能排除 GER。

4. 胃 - 食管放射性核素闪烁扫描

胃 - 食管放射性核素闪烁扫描是诊断小儿 GER 较敏感的方法之一，口服或胃管内注入含有硫酸锝（mTc）的液体后做扫描检查。可测出食管反流量，观察食管功能，是测定胃排空率的最好方法。并能了解胃排空与 GER 之间的关系，且能确定有无肺吸入。与食管 pH 检测相比，胃 - 食管放射性核素闪烁扫描诊断 GERD 的敏感性为 15% ~ 59%，特异性为 83% ~ 100%。

5. 食管动力功能检查

胃肠道压力测定是测定动力紊乱的重要方法。目前，低顺应性的灌注导管系统和腔内微型传感器导管系统已成为定型的测压技术设备。了解食管运动情况及 LES 功能，对于 LES 压力正常的患儿应连续测压，动态观察食管运动功能。

三、治疗原则与策略

凡诊断为 GERD 的患儿，须及时进行治疗。治疗目的是缓解症状，预防并治疗并发症，提高生活质量，不同病因所致 GERD 的治疗方法不同。首先是非药物治疗，而且应当贯穿整个治疗过程。治疗过程可分为 4 期。1 期：体位治疗；饮食治疗，稠食喂养、少量多餐、低脂高碳水化合物食物；抗酸剂。2 期：促动力剂多潘立酮等。3 期：胃酸抑制剂，如 H_2 受体阻滞剂、质子泵抑制剂。4 期：手术治疗，Nissen 胃底折叠术。

（一）体位治疗

新生儿和小婴儿的最好体位为前倾俯卧位，上身抬高 30°。儿童在清醒状态下最佳体位为直立位和坐位，睡眠时保持右侧卧位，将床头抬高 20 ~ 30cm，以促进胃排空，减少反流频率及反流物误吸。

（二）饮食疗法

平时以稠厚饮食为主，增加热量供应，少量多餐，睡前 1h 不能进食，可改善症状。但在有并发症的患儿中应慎重，因为稠厚食物可使反流发作的持续时间延长，增加食管和肺部并发症的危险性；容量较多和渗透压较高可诱发 TLESR 的发生和导致胃扩张。所以，在采用稠厚饮食前应先评估其危险性，并告诉家长要掌握较合适的稠厚度。年长儿尽量避免酸性食物（如巧克力、番茄、薄荷等）和饮料（如果汁、碳水和咖啡因饮料、柠檬酸、酒类等）。肥胖患儿要减轻体重。尽量避免吸入烟雾。

（三）药物疗法

药物治疗主要是基于降低胃内容物的酸度和（或）促进上消化道动力。

1. 抗酸剂

氢氧化铝凝胶、复方氢氧化铝片（胃舒平）、铝碳酸镁（胃达喜）等，常用于年长儿。通过中和胃酸可迅速消除症状，但持续时间短暂。由于可引起腹泻和便秘等不良反应，不建议长期使用。

2. 促动力剂

该类药能提高 LES 张力、促进食管的蠕动及清除、增强胃的排空而减少反流。但不能减少 TLESR 的发生。

（1）多巴胺 D_2 受体拮抗剂

①甲氧氯普胺，除了抗多巴胺作用外，还具有胆碱能和中枢性止吐作用，约 10% 病例出现锥体外系症状，每次 0.1mg/kg，3 ~ 4 次 / 天；②多潘立酮，选择性周围性多巴胺 D_2 受体拮抗剂，不具有胆碱能作用，也无中枢神经系统不良反应，常用剂量每次 0.2 ~ 0.3mg/kg，3 次 / 天。1 岁以下患儿慎用。

（2）通过乙酰胆碱起作用的药物

该类药物选择性地刺激乙酰胆碱的释放，可能通过激活5-羟色胺受体（5-HT受体）而刺激肠肌间神经丛的乙酰胆碱释放，从而促进胃排空和增加LES压力。其促进胃和小肠运动作用比多巴胺D_2受体拮抗剂更强。①西沙必利，每次0.1~0.2mg/kg，3~4次/天，最多10mg/d。与甲氧氯普胺相比，西沙必利能改善酸的清除率、起效更快、不良反应更少。但西沙必利也可引起腹泻和腹痛，甚至严重的心律失常，如QT间期延长。西沙必利应避免与红霉素、甲氧基红霉素、醋竹桃霉素、酮康唑、伊曲康唑、氟康唑和咪康唑等抗生素合用，因为这些抗生素通过抑制降解西沙必利的肝细胞色素P4503A4同工酶而引起严重的心律失常。使用前需做心电图，使用时注意心律失常等问题；②莫沙必利。比西沙必利安全，尚无儿科用药经验。

（3）胃动素受体激动剂

红霉素为大环内酯类抗生素，能与胃动素受体相结合，刺激胃窦部收缩而促进胃排空。常用小剂量3~6mg/（kg·d），分3~4次口服或静脉给药，疗程5~7d。目前有一些关于新生儿的应用经验，其总体临床应用价值尚需进一步评估。

3. 胃酸分泌抑制剂

组胺受体拮抗剂选择性抑制胃壁细胞组胺受体而抑制胃酸的分泌。适用于轻中度反流性食管炎的治疗。常用药：雷尼替丁，3~5mg/（kg·d），每12h1次或睡前1次服用；西咪替丁，10~40mg/（kg·d），静脉给药或分4次口服，每天最多300mg；法莫替丁，1~2mg/（kg·d），每12h1次或睡前1次服用，最多40mg/d。质子泵抑制剂通过阻断胃酸分泌的最后途径H^*-K^*-ATP酶通道而最大限度地抑制甚至完全阻断胃酸的分泌。适用于重度和糜烂性食管炎的治疗。常用药：奥美拉唑（洛赛克），0.6~0.8mg/（kg·d），晨起顿服。兰索拉唑，推荐剂量0.5~1.0mg/（kg·d），1次服用；泮托拉唑、雷贝拉唑、埃索美拉唑等尚无儿科用药经验。

4. 黏膜保护剂

该类药适用于GER引起的食管糜烂、溃疡者，药物可覆盖在病变表面形成一层保护膜，能保护黏膜免受胃酸、胆盐和胰蛋白酶的侵蚀，促进炎症的修复及愈合，但一般不单独用于GER的治疗。硫糖铝，剂量10~25mg/（kg·d），分 3 ~ 4 次服用。蒙脱石散（思密达），剂量 3 ~ 6g/d，分 3 次服用。L- 谷氨酰胺呱仑酸钠颗粒（麦滋林），每次 0.34 ~ 0.679g，3 次 / 天。

（四）外科手术治疗

该病经早期诊断，及时体位控制和饮食疗法，大多数 GERD 患儿症状能明显改善，较严重者可加用药物治疗，一般不需要手术治疗。

手术指征如下。

①内科非手术治疗 6 ~ 8 周无效。

②有解剖上的异常，如食管裂孔疝者。

③严重的反流性食管炎、食管狭窄、上消化道出血。

④反复加重的呼吸道感染，如吸入性肺炎、支气管炎、哮喘，甚至窒息。

⑤经充分的内科治疗而营养不良、生长发育迟缓者。

⑥合并严重神经精神症状者。

有 5% ~ 10% 患儿需手术治疗，手术治疗的目的是加强下食管括约肌的功能。过去多采用 Nissen 胃底折叠术加胃固定术来完成抗反流作用。随着腹腔镜的广泛应用，腹腔镜胃底折叠术逐渐替代了腹腔开放性胃底折叠术。手术的方法由原来的食管下端 360° 全包裹改为 180° 半包裹，对胃排空延迟者，同时在腹腔镜下行幽门成形术。术前准确的评估和手术技巧是抗反流手术成功的关键。

第三节　其他儿科消化系统常见疾病的诊疗

一、急性肠系膜淋巴结炎

急性肠系膜淋巴结炎是儿童腹痛的常见原因之一，常以腹痛或急腹症就诊。20 世纪 20 年代 Brennemann 首先报告本病，故称为 Brennemann 综合征。因为病因没有阐明，故也叫作急性非特异性肠系膜淋巴结炎。好发于冬春季节。临床表现缺乏特异性，临床上易误诊。近年来由于高频超声的普及应用和人们对本病认识的提高，发病呈逐年增多趋势。该病多见于儿童，尤其是 7 岁以下小儿，男性略多于女性。

（一）临床表现与诊断

1. 临床表现

肠系膜淋巴结炎发病前常有咽痛、倦怠不适等前驱症状，典型症状为发热、腹痛、呕吐，有时伴腹泻、便秘。腹痛可在任何部位，以右下腹最为常见，腹痛性质不固定可表现为隐痛或痉挛样腹痛，在二次疼痛的间隙患儿感觉较好。压痛部位靠近中线或偏高，不固定，无反跳痛或腹肌紧张。偶可在右下腹扪及具有压痛的小结节样肿物，为肿大的肠系膜淋巴结。

2. 实验室检查

（1）血清学检查

白细胞正常或轻度升高。

（2）超声检查

随着超声设备及技术的发展，尤其是彩色多普勒超声的广泛应用，超声检查对儿童急性肠系膜淋巴结炎的诊断价值越发重要。小儿腹壁脂肪薄，超声衰减少，应用超声可观察肠系膜淋巴结大小、形态、内部回声及血流情况，还可对急性阑尾炎、肠套叠、肠痉挛、肠系膜恶性淋巴瘤等疾病进行鉴别，故目前临床上将超声检查作为该病的首选诊断方式。急性肠系膜淋巴结炎的超声表现：多发肿大的淋巴结形态规则，呈椭圆形或长椭圆形低回声包块，内部回声均匀，皮髓质分界清楚，血流信号增多，髓质无变窄、偏心等恶性征象，伴发末端回肠炎者可见回肠壁增厚，有些患儿腹腔内可见少量液性暗区。

3. 诊断

临床上诊断本病主要依赖病史、临床表现及超声检查。有以下情况可考虑急性肠系膜淋巴结炎：发病前有上呼吸道感染或肠道感染史；有发热、腹痛、呕吐等症状，腹痛多位于右下腹及脐周，为阵发性、痉挛性痛；体检压痛不固定，少有反跳痛及腹肌紧张；白细胞计数正常或轻度升高；腹部 B 超提示多发肠系膜淋巴结肿大，并排除其他引起腹痛的常见病。

（二）治疗原则与策略

1. 治疗原则

消除病因，控制症状，预防复发，避免并发症。

2. 治疗策略

治疗先行保守治疗，静脉输液、抗生素、禁食等，预后大多良好。

（1）药物治疗

①抗感染治疗：病毒感染和假结核耶尔森菌感染多能自愈，沙门菌感染引起的肠系膜淋巴结炎可选用头孢曲松 75mg/kg，静脉注射，每天 1 次，14d 为一疗程，或阿奇霉素 20mg/kg，静脉注射，每天 1 次，14d 为一疗程。

②对症支持治疗：因患儿多有腹痛、呕吐、进食少，故给予补液以维持水、电解质平衡；给予解痉药如山莨菪碱以缓解患儿的腹痛，若腹痛仍不能缓解可考虑阿托品，必要时用镇静药。

（2）手术治疗

若形成脓肿或出现腹膜炎症状时，则行手术引流。

二、原发性腹膜炎

原发性腹膜炎是指腹内无原发病灶的急性化脓性感染，又称自发性腹膜炎，也是小儿常见的急腹症之一。发病年龄多在 8 岁以下，女性多见，约为男性的 3 倍。自抗生素广泛应用以来，该病发病率显著降低，同时由于诊断水平的提高，使很多病例都能获得及时的治疗，预后得到很大改善。

（一）临床表现

1. 临床表现

典型的原发性腹膜炎起病急骤，一般无明显先驱症状或仅有上呼吸道感染，以高热、呕吐、腹痛及腹胀为主要表现。腹痛常较剧烈，遍及全腹或位于脐周，常以下腹为重，持续疼痛，阵发加剧。频繁呕吐。吐出食物残渣及胆汁。初起时偶有腹泻症状，此后因腹胀肠麻痹，多为便秘或不排气。患儿多有严重中毒症状，面色苍白，精神烦躁，对外界反应迟钝，体温可高达 40℃，脉搏增快而细弱。晚期病例一般情况差，呈半昏迷状态，有谵语、面容憔悴、呼吸困难，口唇有疱疹，皮肤干燥，呈严重脱水状。腹膨胀、全腹部有压痛及肌紧张，叩诊鼓音并有移动性浊音，腹腔积液多者有震颤传导征，听诊腹部肠鸣音消失。小婴儿体温可正常，肌张力不明显而以腹胀及肠鸣音消失为腹膜炎重要体征。

2. 实验室检查

（1）血清学检查

血常规检查白细胞可达（20 ~ 40）× 10^9/L，中性粒细胞百分比达 0.90 上，血沉增快、CRP 升高提示存在感染。

（2）腹腔诊断性穿刺

对诊断具有肯定意义，穿刺液多为稀薄黄色混浊腹腔积液，无气味无粪臭者，腹腔渗液涂片检查可以找到肺炎球菌和溶血性链球菌（大量应用抗生素后培养可得阴性结果）。腹腔积液 WBC 计数超过 0.5×10^9/L 或以中性粒细胞为主。

3. 影像学检查

原发性腹膜炎无特异性影像学检查项目。腹部 X 线片显示小肠胀气，双侧腹壁脂肪或消失，有时可见腹腔积液阴影。B 超也可显示腹腔内的积液影像。腹膜炎肠麻痹可探知肠腔内气液面，但无张力，同时结肠内充气或侧位见骶前充气影。

（二）诊断

小儿突发剧烈腹痛、呕吐，伴有高热或神志改变，迅速出现全腹压痛及紧张肠鸣消失者，且血液检查可见白细胞达（20 ～ 40）× 10^9/L，中性粒细胞百分比可增高到 0.90 以上，应考虑原发性腹膜炎。为确诊可考虑做腹腔穿刺，如抽出稀薄脓液，涂片革兰染色找到双球菌或球菌即可确诊，如诊断仍有困难即行腹腔镜或剖腹探查术。

（三）治疗原则与策略

1. 治疗原则

促进炎症吸收，控制症状、预防复发，避免并发症。

2. 治疗策略

（1）一般治疗

禁食及胃肠减压减轻腹胀，并使胃肠道休息。

（2）药物治疗

药物治疗包括选用大量抗生素、矫正脱水及电解质失衡、输血、血浆以及大量维生素 B、维生素 C 以改善一般情况。

①抗生素治疗：大剂量静脉滴注抗生素是治疗的关键。如怀疑为肺炎链球菌及链球菌感染，则选用青霉素、阿莫西林、克林霉素、第二、三代头孢菌素。若怀疑为肠杆菌科、肠球菌属感染，首选治疗：头孢曲松 50mg/kg；或头孢噻肟 50mg/kg 静脉滴注，每 8h 1 次。备选治疗：哌拉西林 / 他唑巴坦（100/12.25）mg/kg，静脉注射，每 6h 1 次；或氨苄西林舒巴坦（25 ～ 75/12.5 ～ 37.5）mg/kg，

静脉注射，每 6h 1 次；或替卡西林 / 克拉维酸（75/5）mg/kg，静脉注射，每 6h 1 次；耐药大肠埃希菌与克雷伯菌：美罗培南 20 ~ 40mg/kg，静脉注射，每 8h 1 次；或帕尼培南 / 倍他米隆 20mg/kg，静脉注射，每 8h 1 次；或亚胺培南 / 西司他丁 20mg/kg，静脉注射，每 6h 1 次；耐药肠球菌：万古霉素 15mg/kg，静脉注射，每 8h 1 次。治疗期间根据腹腔积液细菌培养调整用药，疗程 ≥ 2 周。

②对症支持治疗：病情危重，尤其伴有其他重要器官感染，如脓胸和重症肺炎等，包括降温、矫正脱水及电解质失衡、输血、血浆以及大量 B 族维生素、维生素 C 等。

（3）手术治疗

适用于：①非手术治疗 24 ~ 48h 后病情仍无明显好转，中毒症状加重者；②不能排除继发性腹膜炎时应及时手术探查，术中遇有腹膜大量积液或脓液应予引流，同时确定有无阑尾炎或其他外科疾病，如有原发病变时应做相应外科治疗。

三、肠易激综合征

肠易激综合征（irritable bowel syndrome，IBS）是一种常见的多因素引起的肠道综合征，是由小儿肠道分泌与运动功能障碍，导致出现反复发作性腹痛、腹泻、便秘或高级神经功能紊乱引起肠道的功能性疾病，可发生于婴幼儿，5 ~ 10 岁儿童比较多见，是高级神经功能紊乱引起肠道的功能性疾病

（一）临床表现

1. 胃肠道症状

（1）腹痛

多在白天情绪紧张或早餐、进食冷饮后发生痉挛性绞痛，也可为隐痛或者阵痛疼痛，多位于脐周、下腹部或左肋缘下，持续数小时至数天，可在排便或排气后自行缓解，疼痛时可在腹部触及痉挛的结肠管。

（2）腹泻

患儿排糊状、含有大量黏液的软便，每日 3 ~ 10 次，且均发生在白日而不在夜间睡眠时间，可持续数周至数月，有时腹泻与便秘交替发生。

（3）便秘

排便困难，粪便干结、量少，呈羊粪状或细秆状，表面可附黏液。

（4）消化不良

患儿可伴有嗳气、恶心、腹胀等症状，但食欲、生长发育正常，不影响体重增长。

2．肠道外症状

约有 65% 的 IBS 成人患者有尿频，90% 的妇女有痛经。头痛或偏头痛，为慢性腹痛患儿的常见伴随症状。

3．精神症状

部分患儿可有头昏、头痛、焦虑、抑郁、失眠等精神症状，可有自主神经功能紊乱症状如劳累、胸闷、多汗、头痛及面色苍白等症状。

4．体征

无明显阳性体征，部分可在相应部位有轻压痛，部分可触及结肠样肠管，直肠指诊可感到肛门痉挛、张力增高、可有触痛。

5．实验室检查

（1）一般检查

①粪便常规检查：大便呈糊状软便，黏液较多，镜下无红细胞、白细胞；②大便细菌培养无致病菌生长，杆菌、球菌比例正常。外科手术、化疗，部分患儿由于应用抗生素、放疗及免疫抑制剂的影响可引起肠道菌群失调。

（2）特殊检查

①X 线检查：口服钡剂全消化道造影检查，显示胃肠道运动加速，结肠袋形加深，张力增加，有时因结肠痉挛显示降结肠以下的结肠呈线样阴影；②乙状结肠镜检查：除结肠器质性病变才能作为诊断本症的依据；③乙状结肠镜检查排除结肠器质性病变才能作为诊断本症的依据。

（二）诊断

IBS 为临床常见的综合征。腹胀、腹痛、便秘和腹泻也是器质性胃肠道疾病的常见症状。因此，只有排除各种器质性疾病后才能诊断 IBS。肠激惹综合征临床诊断参考指标如下。

①以腹泻、腹痛、腹胀及便秘等为主诉，伴有全身性神经症状。

②一般情况良好，无发热及消瘦，全身系统检查仅见腹部压痛。

③多次大便培养及常规（至少 3 次）均为阴性，大便潜血阴性。

④X 线钡剂灌肠检查无阳性发现，或结肠有激惹征象。

⑤纤维结肠镜检查示部分患儿有肠运动亢进或痉挛，无明显黏膜异常。组织学检查基本正常。

⑥血尿常规基本正常，血沉正常。

⑦无痢疾、血吸虫病史，试验性治疗无效。

（三）治疗原则与策略

1. 治疗原则

调整饮食结构，给予有效安慰，缓解或减轻相应症状。

2. 治疗策略

（1）饮食

应进食少渣、易消化的食物，尽量避免生冷、辛辣刺激食品。便秘的患儿给予高纤维的饮食，能增加患儿排便量，减少食物肠道的运送时间，刺激排便。

（2）心理调节

向家长及患儿讲明病情，解除顾虑，增强治疗信心。培养患儿良好的生活习惯，建立良好的生活制度，适当进行活动与锻炼，劳逸结合，保持愉快、乐观的心情。

（3）药物治疗

经上述治疗症状仍无明显改善者，可考虑药物治疗。①胃肠解痉药：抗胆碱药物可作为症状重的腹痛的短期对症治疗。时间不宜太长，以免成瘾或损伤消化道黏膜。②止泻药：腹泻者可给予蒙脱石散治疗，1岁以内每日1包，1～3岁每日2包，3岁以上每日3包，分3次加温水50mL，口服，疗程1～2个月。③泻药：对便秘型患者酌情使用。有便秘者可给予缓泻剂液状石蜡，每日1.5～3mL/kg，分2次于早晨及睡前服用，以达到每天排便为宜。较小婴幼儿应尽量避免使用。④其他：应用微生态制剂调节肠道菌群，如双歧杆菌、乳酸杆菌、酪酸菌等，可纠正肠道菌群失调，对腹胀、腹泻有效。促胃肠动力药如西沙必利，有助于便秘改善。

四、过敏性胃肠炎

（一）临床表现与诊断

1. 临床表现

临床表现的严重程度与食物中变应原性的强弱和宿主的易感性有关。

（1）IgE 介导的食物变态反应

临床症状出现较快，可在进食后几分钟到 1 ~ 2h 出现。有时极微量就可引起十分严重的过敏症状。就出现症状的次序而言，最早出现的常是皮肤、黏膜症状。呼吸道症状，如哮喘出现较晚或不出现，但严重者常伴呼吸道症状，食物诱发的哮喘在婴儿比较多见，除吸入所致者外，一般均合并其他过敏症状。对于年长儿和成人，食物虽可诱发多种过敏症状，包括休克在内，但诱发哮喘的不多见。食物一般不引起变应性鼻炎，变应性鼻炎作为食物变态反应的唯一症状更是十分罕见。

①变应性嗜酸细胞性胃肠病：其特点为胃或小肠壁有 EOS 浸润，常有外周血 EOS 增多，EOS 浸润累及胃或小肠的黏膜、肌层和（或）浆膜。患者常表现饭后恶心和呕吐、腹痛、间歇性腹泻，幼婴有生长发育停滞。肌层浸润导致胃和小肠变厚和僵硬，临床可出现阻塞征象。浆膜下层浸润一般表现为 EOS 性腹腔积液。本病的致病机制不明。其中部分患者在进食某种食物后症状加重，涉及 I 型变态反应；患者十二指肠液中和血清中 IgE 升高，多伴特应性疾病；对多种食物和吸入物皮肤点刺试验阳性，可继发缺铁性贫血和低白蛋白血症。本病常累及 6 ~ 18 个月的婴儿。诊断基于胃肠活检，特征性的 EOS 增多黏膜型患者常有特应性症状，血清总 IgE 升高、多种变应原皮试和 RAST 呈阳性反应、外周血 EOS 增多、贫血等。排除过敏食物要多达 12 周症状才会消失，肠组织才会恢复正常。

②婴儿肠绞痛：表现为婴儿阵发性烦躁不安，极度痛苦喊叫，腿蜷缩，腹膨胀，排气多。一般于出生后 2 ~ 4 周发病，到 3 ~ 4 个月痊愈。诊断依靠排除攻击或排除试验。

③口腔（黏膜）变态反应综合征：患者在进食某种或几种水果或蔬菜几分钟后，口咽部如唇、舌、上腭和喉发痒和肿胀，少数患儿出现全身过敏症状。多发生于花粉症患者，或由于以后可能发生花粉症。这是花粉和水果或蔬菜间出现了交叉反应性所致。

（2）非 IgE（即 IgM、IgG 或几种抗体联合）介导的食物变态反应

II、III、IV 型免疫病理均可涉及，但直接的作用证据很少，人们相信有些食物不良反应涉及非 IgE 的免疫机制。涉及 II 型者如牛奶诱发的血小板减少；涉及 III 型和 IV 型者，如疱疹样皮炎、麸质致敏肠病、牛奶诱发肠出血、食物诱

发小肠结肠炎综合征、食物诱发吸收不良综合征等。还可能引起过敏性肺炎、支气管哮喘、过敏性皮炎、接触性皮炎、过敏性紫癜等。

2. 诊断

食物变态反应的诊断，首先根据详细的病史、皮肤试验或 RAST 的结果给予诊断。如果怀疑为非 IgE 介导的食物所致胃肠道疾病，其诊断在攻击前和攻击后需做活检，无以上条件时应做食物的排除和攻击试验。根据病史和（或）皮肤试验怀疑为 IgE 介导的疾病或食物诱发的小肠结肠炎，应排除可疑食物 1 ~ 2 周。其他胃肠变态反应疾病，排除可疑食物可长达 12 周。如果症状未改善，则不可能是食物变态反应。临床还注意到，IgE 型和非 IgE 型可同时存在或相互转化，以及患者随时可能对新的食物变应原过敏。食物过敏引起的症状具有多样性和非特异性，应与非变态反应所引起的消化道和全身性疾病鉴别，如各种原因所引起的消化不良、胆石症、炎症性肠病、乳糜泻等。进食某些食物后引起的不良反应，应根据临床病症判断，不能都认为是食物过敏。

（二）治疗原则与策略

1. 避免变应原

一旦确定了变应原，应严格避免再进食，这是最有效的防治手段。但"避"应有的放矢，如鸡蛋最容易过敏的部分为蛋清，可食蛋黄部分。一般 6 ~ 12 个月后小儿对大部分食物抗原的敏感性消失。此外，烹调或加热使大多数食物抗原失去变应原性。

2. 药物治疗

（1）酮替芬（ketotifen）

每日早、晚各服 1 次，每次剂量根据年龄或体表面积计算。一般不主张长期用酮替芬。

（2）皮质类固醇

可适当少量应用皮质类固醇预防。口服色甘酸的效果不肯定，也不主张以食物进行皮内试验（intrademal test，IT）。但 OAS 可以用致敏花粉进行皮内试验，1 年后大多数患者对花粉和植物性食物的敏感性降低。但在食物诱发了症状时应对症处理。

3. 预后及预防

一般预后良好，多随年龄增长而症状逐渐缓解或治愈。但如治疗及处理不当，病情迁延、发展，常常引起营养不良、生长障碍等。

有患特应性疾病高度危险的小儿（指父母一方或双方患特应性疾病），特别是出生后最初 3 ～ 6 个月鼓励母乳喂养。还应记住许多食物变态反应的婴儿后来发生了其他特应性疾病。因此遇有变态反应家族史的婴儿，要将这种可能情况告知父母，劝告他们不要吸烟，不要在室内养动物、花草等，保持室内环境卫生，经常清洁，做到室内空气流畅。

参考文献

[1] 冯磊，黎佩莹，何满珠.新编妇产科疾病手术学 [M].开封：河南大学出版社，2021.

[2] 董莉丽.妇产科疾病临床诊断与治疗 [M].南昌：江西科学技术出版社，2021.

[3] 李矿.新编儿科疾病治疗精要 [M].南昌：江西科学技术出版社，2021.

[4] 潘兰玲，董静，李杉.现代妇产与儿科疾病诊疗 [M].江苏凤凰科学技术出版社，2021.

[5] 向金峰.现代儿科疾病诊疗规范 [M].南昌：江西科学技术出版社，2021.

[6] 林银花.临床儿科疾病监护常规 [M].长春：吉林科学技术出版社，2021.

[7] 张洁.现代儿科疾病诊疗及儿童保健 [M].南昌：江西科学技术出版社，2021.

[8] 张大宁，闫梅，布治国.临床儿科疾病诊治与急症急救 [M].哈尔滨：黑龙江科学技术出版社，2021.

[9] 吕伟刚.现代儿科疾病临床诊治与进展 [M].开封：河南大学出版社，2021.

[10] 庞国明，王喜聪，尹贵锦.儿科疾病中医特色外治 285 法 [M].北京：中国医药科学技术出版社，2021.

[11] 赵小然，代冰，陈继昌.儿科常见疾病临床处置 [M].北京：中国纺织出版社，2021.

[12] 郝翠云，申妍，王金平.精编妇产科常见疾病诊治 [M].青岛：中国海洋大学出版社，2021.

[13] 张海红，张顺仓，张帆 . 妇产科临床诊疗手册 [M]. 西安：西北大学出版社，2021.

[14] 李玮 . 实用妇产科诊疗新进展 [M]. 西安：陕西科学技术出版社，2021.

[15] 苏翠红 . 妇产科常见病诊断与治疗要点 [M]. 北京：中国纺织出版社，2021.

[16] 任建华，胡娟，向洁 . 妇产科护理案例汇编与循证 [M]. 成都：四川大学出版社，2021.

[17] 王玎 . 临床妇产科疾病诊治 [M]. 汕头：汕头大学出版社，2022.

[18] 王琳，林建平，槐中美 . 妇产科疾病诊治与案例解析 [M]. 南昌：江西科学技术出版社，2022.

[19] 位玲霞，高新珍，阎永芳 . 妇产科疾病的临床诊疗与护理 [M]. 北京：中国纺织出版社，2022.

[20] 吴婷，梁先慧，钟富莲 . 妇产科疾病诊治与案例体会 [M]. 南昌：江西科学技术出版社，2022.

[21] 张同梅，张保霞，汪浩 . 临床妇产科疾病诊断与治疗 [M]. 长春：吉林科学技术出版社，2022.

[22] 刘霞，姜丽梅，庞文文 . 妇产科常见疾病治疗与护理 [M]. 长春：吉林科学技术出版社，2022.

[23] 关晋英，杨绍平，罗宏 . 妇产科常见疾病案例 PIO 护理指引 [M]. 成都：西南交通大学出版社，2022.

[24] 耿杰 . 实用妇产科临床进展 [M]. 北京 / 西安：世界图书出版公司，2022.

[25] 张勇 . 儿科疾病专科诊疗精粹 [M]. 武汉：湖北科学技术出版社，2022.

[26] 朱燕 . 儿科疾病护理与健康指导 [M]. 成都：四川科学技术出版社，2022.

[27] 马晓花 . 实用临床儿科疾病诊疗学 [M]. 长春：吉林科学技术出版社，2022.

[28] 吴玉芹 . 儿科疾病临床诊疗思维及新进展 [M]. 南昌：江西科学技术出版社，2022.

[29] 董静 . 儿科危重病救治与疾病处置 [M]. 北京：中国纺织出版社，2022.

[30] 张静 . 实用临床妇产科诊疗学 [M]. 长春：吉林科学技术出版社，2022.

[31] 苏翠金，赵艳霞，谢英华 . 妇产科急重症抢救与监护技术 [M]. 成都：四川科学技术出版社，2022.

[32] 周艳英 . 妇产科疾病诊断与治疗 [M]. 上海：上海交通大学出版社，2023.

[33] 李晓梅 . 妇产科疾病治疗与预防 [M]. 上海：上海交通大学出版社，2023.

[34] 韩燕燕 . 临床妇产科疾病基础与临床 [M]. 上海：上海交通大学出版社，2023.

[35] 张雪华，邢红艳，崔国莲 . 妇产科临床疾病治疗思维与实践 [M]. 上海：上海交通大学出版社，2023.

[36] 范永瑞，韩海英，杨继华 . 妇产科常见病与多发病诊疗 [M]. 上海：上海交通大学出版社，2023.

[37] 马艳霞，卢旭，于忠芳 . 妇产科急重症临床进展 [M]. 上海：上海交通大学出版社，2023.

[38] 王雅娟 . 妇产科护理实用技术 [M]. 长春：吉林大学出版社，2023.

[39] 唐维兵 . 儿科疾病诊疗思维 [M]. 南京：江苏科学技术出版社，2023.

[40] 周秀娥，王允庆，韩彦霞 . 儿科疾病治疗与儿童康复 [M]. 上海：上海交通大学出版社，2023.

[41] 聂梅兰，肖珮，张瑞品 . 儿科疾病诊治理论与治疗方案 [M]. 北京 / 西安：世界图书出版公司，2023.

[42] 马铁 . 现代儿科疾病诊疗思维与实践 [M]. 上海：上海交通大学出版社，2023.

[43] 葛兴净，古飞，孙晓慧 . 儿科疾病中西医结合治疗 [M]. 上海：上海交通大学出版社，2023.

[44] 王建龙，邓传超，刘娜 . 儿科常见病中西医结合治疗 [M]. 上海：上海交通大学出版社，2023.

[45] 李娜，尚红梅，王月娥 . 儿童生长发育与疾病预防 [M]. 上海：上海交通大学出版社，2023.